AF299723

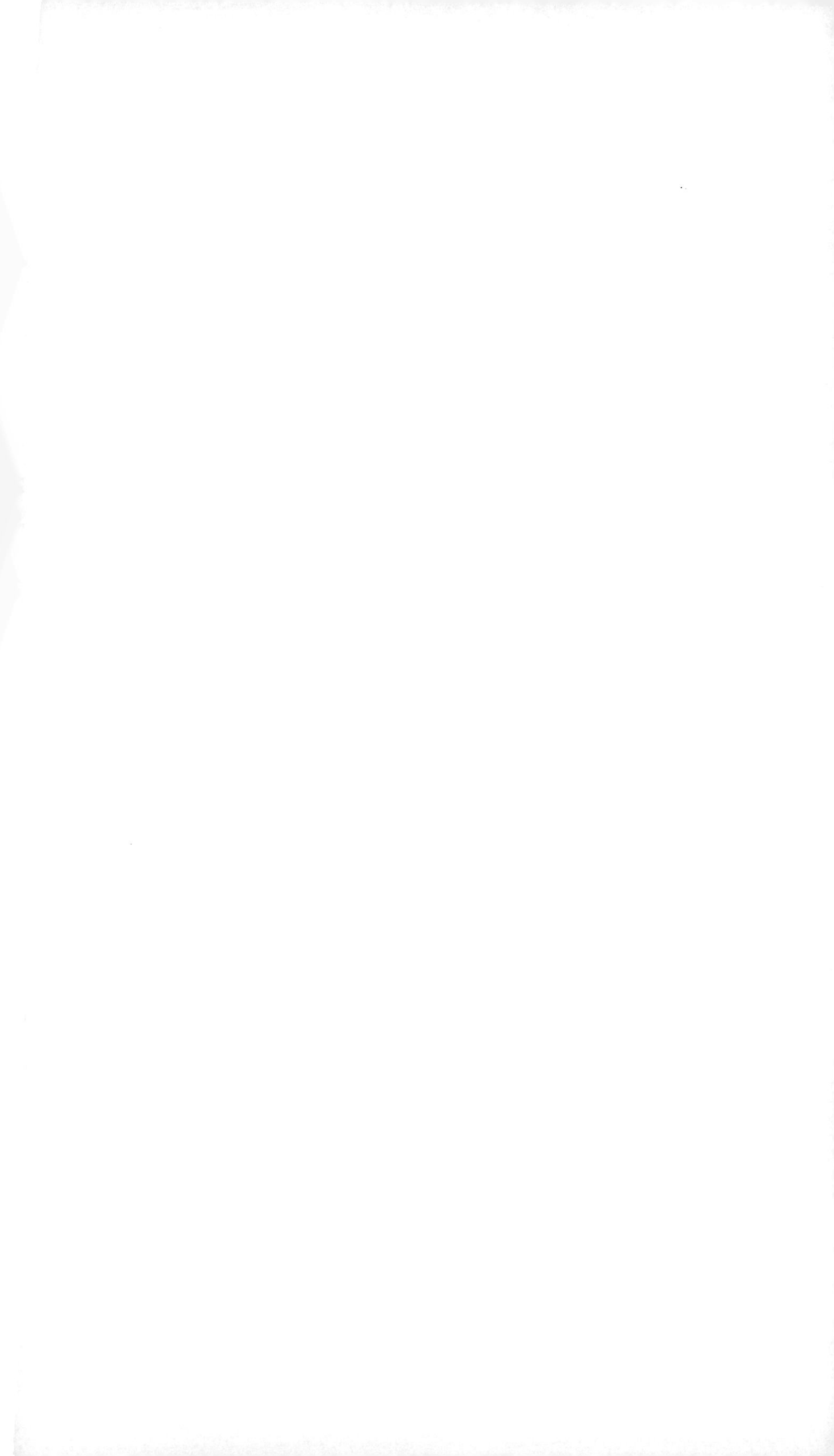

APERÇU HISTORIQUE

SUR

L'ENSEIGNEMENT MÉDICAL

A LYON

DEPUIS LA RESTAURATION DES LETTRES PAR CHARLEMAGNE.

PAR

J.-E. PÉTREQUIN

Professeur à l'école de médecine de Lyon,
Ex-chirurgien en chef de l'hôtel-Dieu de la même ville,
Chevalier de la Légion d'honneur,
Ex-président de l'Académie des sciences, belles-lettres et arts, et de la société
de médecine de Lyon, etc.

PARIS

Adrien DELAHAYE, place de l'École de médecine.

LYON

J.-P. MÉGRET, quai de l'Hôpital, 51. | Ch.-PALUD, successeur de A. BRUN et Cᵉ.
librairie médicale. | librairie de l'Académie et des écoles.

1864

SUR L'ENSEIGNEMENT MÉDICAL A LYON

DEPUIS

La restauration des lettres par Charlemagne;

Discours prononcé le 17 novembre 1863 *.

MESSIEURS ,

Appelé à l'honneur de prendre la parole dans cette séance solennelle, au nom de l'Ecole de médecine de

---

* La séance solennelle de rentrée des Facultés de Théologie, des Sciences, des Lettres et de l'École préparatoire de Médecine de Lyon a eu lieu le mardi 17 novembre 1863, dans le grand amphithéâtre de la Faculté des Sciences. Cette séance était présidée par M. de la Saussaye, membre de l'Institut, recteur de l'Académie, qui avait autour de lui MM. les Inspecteurs d'Académie de la circonscription, MM. les Doyens et Professeurs des Facultés, M. le Directeur et MM. les Professeurs

1

Lyon, j'ai pensé que rien ne saurait mieux faire comprendre l'importance de son rôle dans la Société, et justifier les hautes destinées que lui réserve l'avenir, qu'un rapide aperçu historique sur l'enseignement médical dans notre ville, depuis la restauration des lettres par Charlemagne.

Nous sommes au VIIIe siècle : on est bien loin de ces temps où la civilisation romaine et la civilisation

---

de l'École de Médecine, MM. les Secrétaires de l'Académie et des Facultés, M. le Proviseur, et MM. les Fonctionnaires et Professeurs du Lycée impérial, en grand costume.

Un public nombreux se pressait dans l'enceinte. Aux places réservées, on remarquait M. le sénateur Vaïsse, chargé de l'administration du Rhône; M. Gaulot, procureur général près la Cour impériale de Lyon, membre du Conseil académique; M. Paul Sauzet, ancien ministre; M. le Président du Tribunal de commerce; M. Brolemann, président du Conseil municipal; M. Arlès-Dufour, membre du Conseil général du Rhône; M. de Prandière, maire du 2e arrondissement; M. l'abbé Callot, curé du Bon-Pasteur; M. Weinberg, grand rabbin et plusieurs autres notabilités de la ville, appartenant au clergé, à la magistrature, à l'administration et à l'armée.

M. le Recteur a donné la parole à M. le docteur Pétrequin, professeur à l'École de Médecine, qui a prononcé le discours suivant : *Sur l'enseignement médical à Lyon depuis la restauration des lettres par Charlemagne.*

grecque se partageaient l'empire des populations échelonnées dans le bassin du Rhône, depuis Lyon jusqu'à Marseille, surnommée alors l'*Athènes des Gaules* ; et où le grec était assez familier à nos ancêtres pour que saint Irénée (martyrisé à Lyon vers 202) ait cru devoir composer dans cette langue, afin d'être mieux compris des fidèles, son *Histoire des Martyrs* et son livre *Contre les Hérésies*. Les dernières écoles romaines avaient disparu (1), et nul ne se souvenait même du temps où Jules Titien, rhéteur célèbre et plus tard consul, exerçait les fonctions de modérateur des écoles de Lyon et de Besançon, (Théry, *Histoire de l'éducation en France*, t. I, p. 30).

Le VIIe siècle et la moitié du VIIIe furent une époque de calamités : le génie de la destruction s'était abattu sur l'Europe ; la France, déchirée par de longues guerres intestines, et sillonnée au nord et au midi par les invasions des Barbares, présentait le plus triste aspect. Lyon, en particulier, eut à déplorer de grands désastres : la peste, la famine, les inondations et la guerre (2); envahie et saccagée à quatre reprises

(1) « Les écoles de Marseille eurent de la réputation sous les Romains et se maintinrent encore après la chute de l'empire, ainsi que celles de Lyon, Bordeaux, Autun, Narbonne, Toulouse, jusqu'au Ve siècle, époque à laquelle Eusèbe professait la philosophie à Lyon.» (Andrès et Ortolani, *Hist. des sc. et de la littér.*, 1805, p. 247).

(2) Inondations de Lyon en 580 et 592. — En 583, une inondation détruit la moitié de la ville basse (Guillard, *Précis chronol.*, 1836). — Peste meurtrière en 571 et 597. — Les Sarrazins, partis d'Espagne en 725, envahirent le Lyonnais et s'emparèrent, en 732, de Lyon qu'ils saccagèrent : la ville fut prise par Charles-Martel en

par les Arabes et les armées de Charles-Martel, notre
ville déchue n'offrait guère qu'une œuvre de dévastation.

C'est au milieu de ces graves circonstances que
Charlemagne monta sur le trône en 768 ; il faut se
représenter le vide qui existait autour de lui pour
mesurer l'abîme que son génie a su franchir. Le jeune
monarque (il avait 26 ans), considéra que l'ignorance
et la barbarie sont dans tous les temps le plus grand
fléau de l'humanité : la décadence des lettres avait
accéléré celle de l'empire romain en Occident, et la
ruine de l'empire, en 476, ne tarda pas à entraîner
celle des lettres. Il conçut le dessein de régénérer son
royaume par l'éducation de ses peuples. Mais tout
lui manquait à la fois, les hommes et les choses : la
paix, si nécessaire pour la réalisation de ses projets,
la paix était impossible ; il fallait défendre pied à pied
le sol de la patrie : guerre en Italie, guerre en Espagne, guerre surtout en Allemagne, où les Saxons et
Witikind luttèrent pendant plus de trente ans ; n'im-
porte ! Charlemagne fera servir même ses expéditions
militaires à l'œuvre civilisatrice qu'il a entreprise ;
il n'imitera point ces conquérants qui ne marquent
leur passage que par des ruines ; comme Alexandre,
en portant les armes dans l'Asie, y porta aussi la
civilisation grecque, et y fonda une société nouvelle
qui fut florissante pendant mille ans, de même Char-

733, reprise par les Arabes en 736, et reconquise, en 737, par les
lieutenants de Charles-Martel.

lemagne portera dans ses conquêtes les institutions qu'il crée en France; il y sèmera les germes d'une restauration féconde; c'est à lui que doivent leur première origine les écoles devenues célèbres en Italie et en Allemagne (3), sur la fin du moyen-âge.

Les hommes ne lui faisaient pas moins défaut que les circonstances; son regard perçant saura découvrir le mérite partout où il se trouve, et son grand tact classer les capacités dont il a besoin. Ce fut là, il faut le dire, le fruit le plus précieux de ses conquêtes: il dut à l'Allemagne, Eginhart, son secrétaire et plus tard son historien; Leydrade, son bibliothécaire; Amalarius Fortunatus, l'un de ses ambassadeurs; à l'Italie, Pierre de Pise, de qui il reçut des leçons de grammaire, Théodulphe, originaire de la Gaule cisalpine, Paul Warnefride, diacre d'Aquilée, secrétaire de Didier, dernier roi des Lombards, etc. Quant à celui qui devait être son principal lieutenant dans sa glorieuse campagne contre la barbarie, l'Anglais Alcuin, diacre de l'Eglise d'York, il le rencontre à Parme, chargé d'une mission pour la

---

(3) « Les irruptions perpétuelles de Charlemagne chez les Saxons........ produisent la fondation de nombreux évêchés qui furent des centres d'instruction : De là naîtront les écoles de Minden, de Paderborn, de Fulda, etc. » (Ampère, *Hist. littér. de la France*, III., 21). « Les écoles se multiplièrent sous Lothaire et Charles-le-Chauve (840 à 877) ;..... les plus célèbres furent celles d'Ivrée, de Pavie, de Vérone, de Turin, en Italie, etc. » (Andrès et Ortolani, *Hist. des sciences et de la littér.*, 1805, t. I, p. 250). — « L'école de Salerne fut fondée par Charlemagne en 802. » (Eloy, *Dict. hist. de la Médecine*).

cour de Rome ; c'était en 780 ; en 782, Alcuin était déjà en France auprès du roi, avec des livres et quelques disciples.

Charlemagne élabore ses plans de restauration avec autant de sagesse que de maturité ; il fonde dans son propre palais une école modèle, et lui-même donne le plus noble exemple de l'étude. Alcuin, émerveillé de ses progrès et du zèle qu'il met à s'instruire avant d'instruire son peuple, disait hautement que, si tous les sujets voulaient ressembler à leur roi, on ferait bientôt de la France une *nouvelle Athènes*.

Enfin l'œuvre de Charlemagne était prête, et en 787 parut sa mémorable circulaire aux évêques pour la fondation des écoles (4) ; on l'a appelée avec raison la *charte de la pensée moderne* ; il en avait préparé l'exécution en faisant venir de Rome, en 786, des maîtres de chant et avec eux des maîtres de grammaire (Ampère, *Hist. littér. de la France*, t. III. p. 24). La pensée de l'instruction universelle une

(4) « On doit aussi à Charlemagne la réforme de l'écriture, à laquelle il donna une forme plus agréable, et qui fait époque dans l'histoire de la diplomatique. » (Andrès et Ortolani, *Hist. des sc. et de la littér.*, t. I, p. 249). Charlemagne se garda bien de suivre les ridicules errements de Chilpéric : « Lorsque le roi Chilpéric, dans son pédantisme qui n'excluait pas la barbarie, essaya d'ajouter à notre alphabet (Aimoin, *Histoire des Francs*), les lettres ω, χ, ψ, et θ, empruntées aux Grecs, « il envoya des ordres dans toutes les cités de son royaume (Grég. de Tours, l. v.), pour qu'on enseignât les enfants de cette manière, et pour que les livres anciennement écrits fussent effacés à la pierre ponce et écrits de nouveau » (Théry, *Hist. de l'éduc.* p. 105).

fois proclamée, l'organisation ne se fit pas long-temps attendre : dans un capitulaire de 789, il fut ordonné d'instituer, auprès des évêchés et des monastères *(per singula monasteria vel episcopia)*, des écoles pour l'enseignement du *trivium* et du *quadrivium* (5) ; la France ne tarda pas à se couvrir d'écoles ; Charlemagne prit les plus sages mesures pour en assurer la prospérité : Amalarius Fortunatus fut promu à l'archevêché de Trèves, Théodulphe à l'évêché d'Orléans (vers 794), et Alcuin à l'abbaye de Saint-Martin de Tours, où le docte Anglo-saxon organisa l'école la plus renommée du siècle.

Lyon eut une large part à ce grand travail de rénovation : Leydrade, sans cesser d'être bibliothécaire de Charlemagne, car c'est pour ce monarque qu'il rassembla dans l'abbaye de l'Ile-Barbe une précieuse collection de livres (Colonia, *Hist. littér. de Lyon*, t. ii, p. 74), Leydrade, nommé archevêque de Lyon, en 798, y fonda une école qui contribua beaucoup au mouvement intellectuel de l'époque ; à l'exemple de Charlemagne, il sut s'entourer d'hom-

---

(5) « Le *Trivium*, ou éthique, avait pour objet la portion élémentaire du savoir, et comprenait trois arts : la grammaire, la rhétorique et la dialectique ; le *Quadrivium*, ou physique, formait l'étage le plus élevé de la connaissance, et renfermait l'arithmétique, la géométrie, la musique et l'astronomie. Tels étaient les sept degrés de la science humaine par lesquels on s'élevait à la science divine, les *Sept voies* par lesquelles la philosophie aboutissait à la théologie. » (Ampère, *Hist. littér.*, III-73).

mes de mérite; on distingue parmi eux Agobard, esprit supérieur qui fit servir la religion à combattre les préjugés et les superstitions populaires , et Florus, un des hommes les plus lettrés de ce siècle, que Leydrade paraît avoir amené de la Gaule narbonnaise, et qu'il attacha à l'Eglise de Lyon en lui conférant le diaconat (6). La capacité de Florus le fit bientôt choisir pour présider aux écoles lyonnaises, et il remplit ces difficiles fonctions avec tant de succès qu'on lui décerna le titre de MAGISTER, *le maître par excellence* (Voy. Colonia, p. 137.).

L'empereur, par les capitulaires publiés à Thionville en 805, ajouta l'étude de la médecine à celles qui composaient le *quadrivium* ; et depuis lors elle ne cessa pas de faire partie, sous le nom de *physique*, de l'enseignement des monastères et des cathédrales. Charlemagne avait lui-même donné l'exemple : la médecine figurait déjà dans le programme de l'école du palais (7).

(6) « Agobard se recommande à notre attention et à notre intérêt par une supériorité de jugement qui lui fait attaquer les superstitions et les préjugés de son temps. » (Ampère, *Hist. littér.*, t. 3, p. 170). C'est dans cet ordre d'idées qu'il composa son opuscule *Sur la Grêle et le Tonnerre*, qui a été traduit par M. A. Péricaud, Lyon, 2ᵉ édit. 1841. — Florus (que M. Ampère appelle à tort *évêque de Lyon*, ib. p. 224), ne fut que diacre de l'Eglise de Lyon, comme il l'établit lui-même dans ses vers :

Flori diaconi Lugdunensis querela

(Voy. Colonia, II, 144) ; Florus était littérateur, théologien et poète; il mourut vers 850.

(7) « L'art de guérir fut depuis enseigné dans plusieurs écoles de cathédrales sous le nom de *Physique*. Celui qui nous a donné la

On faisait étudier de bonne heure les jeunes gens qu'on destinait à la profession médicale. Notre ville obtint successivement des papes et des rois de France divers priviléges pour ses écoles et ses docteurs.

L'enseignement inauguré par Leydrade et présidé par Florus, rendit des services signalés ; les témoignages des contemporains sont unanimes à cet égard ; nous pourrions citer des lettres de Théodulphe, d'Alcuin, de Walfride Strabon, etc. (Voy. Colonia, t. II.) Les historiens modernes s'accordent aujourd'hui à classer l'école de Lyon parmi les plus importantes du XIᵉ siècle (Voy. Colonia, II, 137 ; Sprengel, t. II, p. 348 ; Andrès, *Hist. génér. des lettres et des sciences*, t. I ; Ampère, ib., p. 131 ; Théry, *Hist. de l'éduc. en Fr.*, t. I, etc.). Leydrade luimême rendit compte à Charlemagne des résultats obtenus par lui dans une lettre devenue célèbre. Le monarque veillait sur son œuvre de régénération avec une royale sollicitude ; il multipliait partout les bibliothèques ; il inspectait personnellement les

vie de l'évêque Meinwerk en fournit pour preuve l'école de Paderborn. C'est pourquoi le savant Wibal, abbé de Corby, rapporte, qu'entre autres arts libéraux, il apprit aussi la médecine ; ...... il paraît que les membres de l'Académie du Palais s'occupaient aussi de médecine, comme on le voit dans ces vers d'Alcuin :

> *Accurrunt medici mox Hippocratica tecta :*
> *Hic venas scindit, herbas hic miscet in olla.*
> *Ille coquit pultes, alter sed pocula præfert.*

(Sprengel, *Hist. de la médec.*, t. 2. p. 348.).

hommes et les choses. Lyon reçut plusieurs fois Charlemagne dans ses murs, et nulle autre cité peut-être ne fut plus redevable à ses bienfaits et à sa féconde initiative.

Ses successeurs ne furent point à la hauteur de leur tâche : ce grand homme ne fut pas remplacé. Les diverses parties de l'édifice grandiose qu'il avait élevé, se trouvant presque en même temps privées des appuis qu'il leur avait donnés (8), parurent un instant se disjoindre comme les différentes provinces de son vaste empire ; mais les assises en étaient solidement établies ; elles résistèrent à l'ébranlement qu'éprouva l'Europe à la fin du IXe siècle ; le flambeau de la civilisation, qu'il avait rallumé d'un souffle puissant, pouvait s'éclipser, mais ne devait plus s'éteindre.

(8) La mort de Charlemagne est de 814 : Alcuin mourut en 804, Amalarius Fortunatus en 814, Théodulphe en 820, Leydrade quitta vers 813 l'archevêché de Lyon, etc. — « Les bibliothèques ne manquent pas plus au IXe siècle que les écoles ; Charlemagne avait une bibliothèque dans son palais d'Aix-la-Chapelle.... ; Louis-le-Débonnaire rassembla des livres qu'il prêtait à Amalarius, de Metz. On possède un catalogue de la bibliothèque de l'abbaye de St-Riquier, écrit en 831 : elle se composait de 256 volumes, dont plusieurs contenaient différents ouvrages..... Les traditions de Charlemagne se conservaient sous le règne de son petit-fils Charles-le-Chauve. Dans deux conciles tenus, l'un en 855 et l'autre en 859, des dispositions furent prises pour relever l'enseignement des lettres divines et humaines. » (Ampère, *Hist. littér.*, t. 3, p. 235) — « La postérité se souvient avec reconnaissance des services rendus à l'instruction par Raban Maur, disciple d'Alcuin, et par Loup de Ferrière, disciple de Raban lui-même, dont les leçons entretinrent dans l'école de Fulda les bonnes traditions du siècle de Charlemagne. » (Théry, *Hist. de l'éducat. en France*, t. 1, p. 135).

La médecine militaire fut une des branches de
l'art les plus largement exercées au xe siècle, où la
France fut successivement envahie au midi par les
Sarrazins, au nord par les Normands, et à l'est
par les Hongrois, qui saccagèrent Lyon et l'église
d'Ainay en 934. L'école de Reims était alors une
des plus brillantes; elle dépendait du siége épisco-
pal illustré par Hincmar et Gerbert; Rémy d'Au-
xerre et Hucbald (mort en 930) jetèrent sur elle
beaucoup d'éclat; c'était là qu'avait étudié Odon,
l'homme le plus savant de son temps. L'historien,
qui nous raconte tous ces détails, termine par un
aveu que je me plais à enregistrer : « L'école de
Lyon, dit-il, n'était pas moins florissante » (Ampère,
Hist. litt., III, 268). L'impulsion donnée par Charlemagne n'avait pas péri avec son empire : notre ville
mérita le beau nom *de mère et de nourrice de la philosophie* (Colonia, p. 72). On y avait fondé dès 830
une université qui fut plus tard transportée à Bour-
ges (Colonia, p. 137). Nous avons sur l'estime qu'on
en faisait alors le témoignage précieux d'un con-
temporain, Odilon, disciple de saint Mayeul : « La
jeunesse arrivant, il ne différa pas davantage de
s'appliquer à ce qu'il y avait de plus subtil dans les
études divines et de plus profond dans les études
humaines, et, en conséquence, exercé dans l'une et
l'autre doctrine, il ne craignit pas de s'approcher de
l'autel de Lyon, et, dans cette ville nourrice et mère
de la philosophie, et qui, d'après la coutume antique

et le droit ecclésiastique, conserve avec raison la su-
prématie sur toute la Gaule, il voulut avoir pour pré-
cepteur un homme savant et consommé dans les arts
libéraux. » (Ampère, ib.)

« La médecine, écrit l'auteur de l'*Histoire littéraire de la France* (Ampère, t, III, p. 463), la médecine fut très-cultivée au XIe siècle : le propre de cette
science est de tourner l'esprit vers l'observation po-
sitive et matérielle de l'homme ; par là, elle se lie
intimement à la marche des idées philosophiques.
Les médecins, en général, sont de libres penseurs. »
(Voyez aussi Lebœuf, *Dissert.*, t. II).

L'école de Lyon fit les plus louables efforts pour
rester digne de son origine, et l'on peut dire que
sous les archevêques Burchard (979), Halinard
(1046), Humbert Ier (1076), et Jubin (1077), ces efforts ne furent point sans succès. L'histoire ajoute
que l'archevêque Hugues (1083) réussit de son temps
« à rendre à l'école lyonnaise une partie de son an-
cienne splendeur : il augmenta les bibliothèques et
accueillit avec bienveillance des professeurs dont le
talent ramena les étrangers autour de leur chaire. »
(Monfalcon, *Hist. de Lyon*, t. I).

Je dois surtout mentionner ici un homme éminent
qui exerça une grande influence sur son siècle et
accidentellement sur les écoles lyonnaises, que le
P. Colonia nomme « le plus grand métaphysicien de
l'Eglise latine depuis saint Augustin » (t. II, p. 168), et
dont M. Ampère a dit, en analysant ses œuvres :

« On ne saurait s'élever à une plus grande hauteur
philosophique sans dépasser jamais les limites de la
plus stricte orthodoxie » (*Hist. litt.*, t. III, p. 366).
Je veux parler de saint Anselme, qui illustra l'abbaye du Bec par son enseignement et ses ouvrages,
et que son grand mérite éleva à l'archevêché de
Cantorbéry : à la prière de son ami Hugues, archevêque de Lyon, il fit à trois reprises (en 1098, en
1099 et en 1103) dans notre ville, divers séjours qui
se prolongèrent pendant quatre à cinq années, durant lesquelles il enseigna à l'école épiscopale (Colonia, II, 168 et 219), composa trois de ses principaux
ouvrages, et présida le deuxième concile d'Anse,
en 1100.

Au Xe siècle et au XIe, il y avait beaucoup de médecins parmi les moines et les évêques (9) : Gerbert

(9) Aux Xe et XIe siècles « les moines et les prêtres étaient astro-
logues, médecins et notaires » (Monfalcon, *Hist. de Lyon*, 1847, p. 335).
Ces habitudes remontaient même beaucoup plus loin, selon Sprengel:
« Depuis le VIe siècle, les moines, chez les chrétiens d'Occident,
exerçaient presque exclusivement la médecine, comme une œuvre de
piété et de charité, comme un devoir attaché à la profession reli-
gieuse. » (*Hist. de la Médec.*, II, 345). M. Théry explique (*Hist de
l'éduc. en France*, t. 1, p. 75), qu'à la chute de l'empire romain en
Occident (en 476), ce qui pouvait être sauvé des lettres, des sciences
et de ce qu'on appelait les *Arts libéraux*, fut recueilli par les moines
de Saint-Victor, à Marseille, des îles de Lérins, d'Arles, de Vienne,
de Lyon, etc. — Ortolani (*Hist. des sc. et de la littér.*, par Andrès,
1805, t. 1, p. 252), a personnellement trouvé avec Maugerard (fin
du XVIIIe siècle), dans diverses abbayes, des manuscrits du plus
grand prix et de la plus haute antiquité : « ce qui prouve, dit-il,
une fois de plus, que les religieux dans les Xe, XIe et XIIe siècles
s'occupaient à copier non-seulement les livres saints, mais encore

d'Auvergne, qui fut évêque de Reims et plus tard
devint pape sous le nom de Sylvestre II (mort en
1003), nous apprend lui-même qu'il avait étudié la
médecine comme une branche de la philosophie. Il
est curieux de voir quelle était alors la matière des
études médicales : on enseignait dans les monastères d'après le *Traité de médecine* de Celse, et l'on
prenait Cœlius Aurelianus pour guide dans le traitement des maladies (Sprengel, ib., p. 349).

La médecine allait prendre une forme nouvelle
par l'introduction de l'élément arabe : Constantin
l'Africain qui, après avoir visité l'Asie et l'Egypte,
apporta en Italie les traditions et les livres de
l'Orient, fit admettre, dans l'abbaye du mont Cassin,
où il se retira, l'enseignement de la médecine dans
les cours du *quadrivium* de cette école (il florissait
vers 1070); il fit lui-même des traductions latines
des médecins arabes, que l'Occident ne tarda pas à
préférer aux auteurs grecs et latins.

C'est dans ces conditions que s'ouvrit le XIIᵉ siècle.
Les maximes de l'école de Salerne, rédigées en vers
par Jean de Milan, pénétrèrent en France vers 1101
(Théry, p. 247). Les croisades qui, pendant près de

les classiques grecs, latins, etc, etc. » Alcuin, dès la fin du VIIIᵉ et
au IXᵉ siècle, avait établi à l'école de Tours, une salle spéciale pour la
copie des manuscrits. (Ampère. *Hist. littér.*, t. 1, p. 74). Charlemagne prit une mesure singulière pour accroître la quantité de ces co-
pies : « Il permit aux religieux qui avaient la passion de la chasse,
de tuer seulement ce qu'il leur fallait de cerfs et de daims pour
relier les manuscrits de leur bibliothèque : moyen étrange, mais
puissant d'en multiplier le nombre. » (Ampère, p. 22).

deux siècles (de 1092 à 1269), précipitèrent sur l'Orient les populations guerrières de toute l'Europe, contribuèrent beaucoup à établir la célébrité de l'école de Salerne et à répandre son influence : beaucoup de croisés voulurent imiter Robert, prince d'Angleterre, qui, en revenant de la Palestine, s'arrêta à Salerne, en 1100, pour s'y faire guérir d'une blessure au bras (Sprengel, ii, 357).

On peut juger, d'après une lettre de saint Bernard, aux chanoines de Lyon (après 1140), que l'école lyonnaise s'était honorablement maintenue au xiie siècle : (*Ecclesiam*) *lugdunensem hactenus prœeminuisse, sicuti dignitate sedis, sic honestis studiis*, etc. Cette école fut visitée, sous l'archevêque Guichard, par un pieux successeur de saint Anselme, saint Thomas de Cantorbéry (mort en 1170), peu de temps après qu'elle eut commencé à être troublée par l'hérésie des Vaudois (Pierre Valdo, négociant de Lyon, en fut le chef en 1160).

Une grande animation intellectuelle signale le xiie siècle : nous trouvons à Paris douze écoles publiques : « Des étrangers arrivent d'Italie, d'Angleterre, d'Allemagne, de Danemark, pour suivre les leçons des maîtres célèbres. La population des étudiants s'accroît avec une rapidité merveilleuse ; la théologie, la médecine, le droit canon, le droit civil sont enseignés avec les sept arts libéraux, qui composaient à peu près seuls l'ancien programme des études. Un quartier spécial de Paris est affecté à cette immigration intellectuelle. — De la capitale, le mouvement réflua vers les provinces. » (Théry, *Hist. de l'éd.*. t. i, p. 199).

L'école de Montpellier, plus avancée que celle de Paris, commençait à fleurir (Sprengel , ii, 393); le célèbre Ruggieri, de Parme, qui y professa et en devint chancelier (10), contribua puissamment à sa renommée (Andrès et Ortolani, *Hist. des sciences*, t. i, p. 255); elle ne tarda pas à rivaliser avec celle de Salerne.

L'enseignement médical allait se transformer en s'altérant sous l'influence de deux causes puissantes, les doctrines arabes et la scolastique : l'esprit arabe substitua à la clinique et à l'expérience des théories spéculatives, une étiologie systématique, des hypothèses pour l'explication des faits; la scolastique, qu'Abélard (il florissait de 1110 à 1135) mit si large-

---

(10) Ruggieri, plus connu sous le nom de *Roger de Parme* (il florissait vers 1206), est auteur d'un *Traité de Chirurgie* mis au jour en 1230, et qui, publié avec des additions par Roland de Parme (il vivait vers 1250), devint la base des *Gloses des quatre Maîtres* et par conséquent la base de l'enseignement chirurgical dans le moyen-âge.

Voici comment les études étaient organisées à l'école de Salerne : l'aspirant devait « s'occuper cinq années consécutives de la médecine et en même temps de la chirurgie qui forme une partie de la médecine; alors seulement il pouvait être admis aux examens..... ; il fallait qu'il expliquât publiquement l'*Articella* de Galien, le premier livre d'Avicenne, un passage des aphorismes d'Hippocrate. On l'examinait aussi sur la physique et les livres analytiques d'Aristote. Dans ce dernier cas, il prenait le titre de *Magister artium et physices*.» (Spreng., II, 362).

ment en vogue après Roscelin et Guillaume de Champeaux, remplaçait la saine observation par la dialectique ou mieux la manie de l'argumentation.

Malgré ces imperfections, et peut-être à cause d'elles, l'enseignement de la médecine jouit d'une faveur inouïe ; les clercs et les religieux accouraient de toutes parts ; l'entraînement devint si général, qu'il amena une véritable désertion dans les monastères ; il fallut que le concile de Tours et les papes Alexandre III (mort en 1181) et Honoré III (mort en 1227) vinssent rappeler à leurs devoirs monastiques ces trop fervents sectateurs d'Hippocrate (11).

On trouve dans les capitulaires de Lyon, au xiiie siècle, un médecin avec le titre de *legens Lugduni*. Il faut savoir que dans le langage de l'époque *lecture* était synonyme d'*enseignement*, et *faire des leçons* c'était *lire* (Théry, *De l'éduc.*, p. 271 ; voy. le *Statut* de Robert de Courçon en 1215, ib., t. ii, p. 305). On règlementa l'enseignement de la médecine en éta-

(11) « L'attrait qu'offroit l'art de guérir porta dans les cloîtres même un empressement qu'il fallut modérer : les clercs et les religieux accouroient de toutes parts ; l'émulation fut si vive qu'elle causa une espèce de désertion dans les monastères : il fallut qu'un concile rappelât à leurs exercices ces singuliers disciples d'Hippocrate. » (Quesnay, *Recherches sur l'orig. de la chirurg.*, p. 2). Ce fut l'objet d'une prohibition formelle du concile de Tours, en 1163, prohibition renouvelée par le pape Honoré III : contra religiosos de claustro exeuntes ad audiendum leges vel *physicam* Alexander III prædecessor noster olim statuit in concilio turonensi. Cette manie avait gagné jusqu'aux monastères de femmes : les religieuses du Paraclet, du temps d'Abelard, durent s'occuper de chirurgie. » (Sprengel, ib., p. 852).

2

blissant les grades de *bachelier,* de *licencié* et de *maître* (12).

Il faut féliciter saint Louis de la protection royale qu'il accorda aux lettres, aux sciences et aux arts ; il fonda la Sorbonne (en 1250) et la bibliothèque nationale ; il appela d'Allemagne et d'Italie des professeurs célèbres (Andrès, *Hist. des sciences,* p. 257). Ce fut avec son appui que Jean Pitard, son premier chirurgien, institua le *Collège de chirurgie* de Paris (13), dont les statuts, formés en 1260, furent complétés en 1268 (Quesnay, *Rech.,* p. 48 et 388). C'est de cette époque que datent surtout les progrès de cette branche de la science. — La civilisation changea de place : les écoles de Salerne et du Mont-Cassin s'éclipsaient pendant que celle de Bologne s'élevait et que florissait déjà la faculté de Montpellier ; l'université de Paris prenait un grand essor. Selon un savant historien, on venait chercher

(12) « La *licence,* qui fut d'abord une simple *permission* d'enseigner, devint ensuite le second des grades à obtenir pour exercer les fonctions de l'enseignement. Le grade de *bachelier* (originairement confondu avec celui de *maître* ou de *docteur*, mais qui en fut séparé dans la suite), tirait son nom du *bâton* qu'on mettait à la main des docteurs en théologie, en médecine ou en droit au moment où ils montaient en chaire. Quant au grade de *docteur,* il appartenait d'abord à ceux qui *lisaient* publiquement le Livre des sentences de Pierre-le-Lombard. Plus tard, il fut le dernier et le plus élevé des grades scolaires. » (Théry, *Hist. de l'éduc.,* t. 1, p. 253).

(13) « Les membres de ce collège jouissaient de tous les priviléges des maîtres en *physique* (médecine) et portaient le même costume, ce qui les fit appeler *Chirurgiens de robe longue* ; mais avant de parvenir à ce titre, il fallait avoir étudié deux ans la médecine et subi de sévères examens. » (Sprengel, t. 2, p. 419).

la science à Paris, et cette science, reçue en latin,
se répandait en idiome vulgaire dans les provinces
(V. Leclerc, *Hist. litt. de la Fr.*, t. XXIII ; Théry,
p. 267). L'ouvrage classique était alors les *Gloses
des quatre Maîtres*, qui firent loi pendant plusieurs
siècles ; et, singulière destinée des livres ! ces gloses,
qui étaient alors dans toutes les écoles et à la fois
dans les mains des professeurs et des élèves, sont
tombées dans un tel abandon qu'un savant biblio-
phile de nos jours n'a pu en retrouver que cinq manuscrits (14) dans toutes les bibliothèques de l'Europe.

Lyon contribua à leur créer une redoutable con-
currence : c'est dans notre ville que se réfugia le
célèbre Lanfranc, de Milan, lorsque, victime des
factions des Guelfes et des Gibelins, il fut exilé de
sa patrie par Mathias Visconti ; c'est à Lyon qu'il
recueillit ou rassembla les matériaux de sa chirurgie, comme il nous l'apprend lui-même : *Donec Lugduni supra Rhodanum moram trahens, rogatus quod*

(14) Les questions diverses que soulèvent les *Gloses des quatre
Maîtres* constituent autant de difficiles problèmes d'histoire médicale.
J'ai fait voir quel était le thème primitif de ces gloses (V. note 10) ;
qu'on peut admettre 1270 comme l'époque probable de leur rédac-
tion (V. p. 41) ; et que les auteurs présumés furent Archymatheus,
Petroncellus, Platearius et Ferrarius (*Gazette méd. de Paris*, 1857,
nº 8), ainsi d'ailleurs que les nomme le manuscrit de la Bibliothèque
Mazarine d'après lequel a été faite la publication suivante : *Glossulæ
quatuor magistrorum* super chirurgiam Rogerii et Rolandi ; nunc
primum ad fidem codicis Mazarinei edidit dr Car. Daremberg.
in-8, Naples et Paris, 1854 (Sumptibus doct. S. de Renzi medic
Neapolitani).

dam de chirurgia facere compendium, tandem desi-
derans urbem Parisius dictam continuis pervenire cu-
ris, quas liberorum educationis causa prosequi compel-
labar, etc. (Tract. 5, c. 6). Il dit ailleurs : *Permise-*
rat (Domini gratia) me de civitate coactum, et fecit in
Galliam transportare ubi meum jam aliquibus dimis-
sum temporibus resumpsi studium (15). Ce fut plus
tard qu'il se rendit à Paris, où il ouvrit en 1295,
avec l'assentiment du doyen de la faculté (Jean Pas-
savant), des cours de chirurgie qui influèrent beaucoup sur les progrès de l'art. Guillaume Yvoire, qui
pratiquait à Lyon dans le xvᵉ siècle, fit paraître, en
1490, une traduction française de Lanfranc (*Chirur-*
gie pratique de maistre Lanfranc, Milanais), qui
ajouta à la gloire et prolongea l'influence de l'œuvre
originale.

L'enseignement médical prit un notable accrois-

(15) Freind (*Hist. de la médec.*, Paris, 1728), conclut de cette
phrase que « *Lanfranc étudia la médecine à Lyon,* » et il ajoute :
« De là, il alla à Paris, en 1295, où il finit, l'année suivante, le livre
que nous avons à présent. » On lit dans la *Biographie lyonnaise*, p.
321 : « Lanfranc a séjourné à Lyon avant 1295 ; il y avait écrit sa
Chirurgia magna et parva, et y avait soigné l'éducation de ses enfants,
etc. » Sprengel est dans l'erreur quand il dit « Le collége de chirurgie
de Paris *fondé* par Lanfranc » (t. 2, p. 458) : c'est un anachronisme.
Lanfranc n'arriva à Paris que 35 ans après sa fondation qui date de
1260. Sprengel est à cet égard en contradiction avec lui-même ; car
ailleurs, il reconnaît que ce collége fonctionnait déjà en 1271, et il
établit que « *Lanfranc s'y fit agréger:* » donc ce n'est pas lui qui
l'avait fondé, d'autant mieux que, de l'aveu de Sprengel, Lanfranc
n'arriva à Paris qu'en 1295 (t. 1, p. 419). -- Pour l'analyse de l'ouvrage de Lanfranc, voir Pétrequin, *Mélanges de chirurgie*, p. 17.

sement au XIVe siècle, et le rôle de Lyon fut des
plus honorables. En Italie, la protection éclairée des
papes fit prospérer les écoles de Bologne, Padoue,
Milan, Pavie, etc. En Angleterre, le franciscain Roger Bacon, qui avait perfectionné ses études à Paris
(mort en 1292), venait de jeter les fondements de la
méthode expérimentale , dont notre science devait
retirer de si grands avantages. En France, l'université de Paris rivalisait avec celle de Montpellier.
Charles V agrandit la bibliothèque royale. L'anatomie commençait à être enseignée, et, sur la fin du
siècle, l'invention des armes à feu ouvrit un champ
nouveau à la chirurgie. — Les historiens de la médecine s'accordent à faire l'éloge de l'école de Lyon
pour la part qu'elle sut prendre aux progrès de la
science (Andrès et Ortolani, p. 268).

Lyon, d'où nous avons vu sortir un rival redoutable pour les quatre maîtres, Lyon allait produire
un homme qui devait les éclipser, et avec eux Lanfranc lui-même : ce fut le célèbre Guy de Chauliac,
qui exerça longtemps l'art de guérir dans notre ville,
où il s'adonna avec un égal succès à la médecine et à
la chirurgie. Guy de Chauliac avait déjà quitté Lyon
en 1348, époque où il se trouvait à Avignon, lors de la
peste noire qui ravagea l'Europe : sa grande réputation l'avait fait appeler à la cour du pape Clément VI, en qualité de premier médecin, poste élevé
qu'il conserva auprès d'Innocent VI et d'Urbain V.
En 1363, il y publia sa *Grande chirurgie* avec des

matériaux recueillis en majeure partie à Lyon ,
comme il l'écrit lui-même. Cette œuvre lui valut le
titre glorieux de *restaurateur de la chirurgie ;* elle
eut le rare honneur de rester pendant plus de trois
siècles le livre classique par excellence dans toutes
nos écoles, et rendit longtemps les nations étrangères tributaires de la France (16).

Lyon, au xve siècle, commença à devenir un des
principaux centres du monde civilisé. Ces grandes
familles italiennes qui s'exilaient en foule de Florence, Milan, Venise, etc., y apportaient la littérature et les arts de la péninsule. Les fréquents séjours qu'y firent les rois de France Charles VII,
Louis XI, Charles VIII et Louis XII ne cessaient
d'y attirer une société éclairée. Sur ces entrefaites,

(16) « Guy de Chauliac s'était fixé à Lyon plus longtemps qu'ailleurs.....; son livre, reproduit dans toutes les langues, ne tarda pas
à devenir le livre classique de toute l'Europe, une sorte de code pratique respecté partout et jouissant partout de la plus grande autorité » (Dezeimeris, *Dict. hist. de la médec.*) — « Guy de Chauliac
pratiqua à Lyou nombre d'années. Fallope, qui n'est pas un mau-
vais juge en fait de chirurgie, le compare à Hippocrate » (Freind,
Hist. de la médec.) — « Les efforts de Guy de Chauliac, homme
d'un grand génie, contribuèrent beaucoup à perfectionner la chirurgie.....; quand on se rappelle combien peu les Italiens du XIIIe
siècle étaient capables de perfectionner l'art chirurgical....., on est
contraint de regarder Guy de Chauliac comme le restaurateur de
cette branche de la médecine; car il joignait un jugement très-
sain à une érudition extraordinaire, et n'agissait que d'après des
indications rationnelles. » (Sprengel, *Hist. de la médec.*, II-433),
— Pour l'analyse de l'ouvrage de Guy de Chauliac, voir Pétrequin,
Mélanges de chirurg., p. 18

la prise de Constantinople par les Turcs, en 1453,
déplaça le foyer de la civilisation : l'Orient lettré
s'expatria en Occident, où toutes les lumières se trou-
vèrent alors concentrées. Les Grecs, à l'exemple des
Troyens qui, en s'enfuyant d'Ilion livrée aux flammes,
emportaient avec eux leurs dieux lares, les Grecs,
en abandonnant Constantinople devenue la proie des
barbares, apportèrent en Italie et en France, avec
les trésors littéraires de l'antiquité, les grands écrivains de la médecine grecque. L'esprit médical de
l'époque en reçut une impulsion profonde : la résur-
rection de la médecine hippocratique éclipsa peu à
peu la médecine arabe. Le livre de Jean Ganivet (17),

(17) Jean Ganivet (oublié dans la plupart des dictionnaires histo-
riques) composa cet ouvrage à Vienne vers 1425; Sprengel se trompe
en le nommant *Jacques* Ganivet, (t. 2, p. 464), comme le prouve le
titre même du 1er livre: *Amicus medicorum* editus à magistro *Johanne
Ganiveto* ordinis minorum in conventu Viennensi. Ganivet définit
son livre « Brevis tractatus ad dirigendum physicos in practica medica
(prolog.) » La *Biographie lyonnaise* prétend que l'éditeur « G. de
Tolède s'appelait Antoine de Tolède, dit Gondisalvo » (p. 236). Je
vois que, dans la première édition de 1496, Lyon (impress. arte et
industria Johannis Trechsel alemani), l'éditeur se qualifie *Gondizal-
vus Toledo artium et medicine professor*, dans une dédicace (Hiero-
nimo Ferrara cohyspano suo egregio sane artium medicineque doc-
tori), datée de Vienne, octobre 1496; et que dans la deuxième, en
1508, Lyon (impress. arte et industria Cleyn), il s'intitule *Gondisal-
vus Toledo serenissime Francorum regine medicus*, dans une dédicace
Anthonio Toledo filio suo (ce qui aura pu causer la méprise, s'il y en
a une), datée de Lyon, novembre 1508. (Ces deux éditions sont sans
pagination; il n'en est plus ainsi dans une réimpression que je possède, en date de 1550, Lyon, chez G. Roville). — Jean Ganivet
cherche la cause des épidémies dans la conjonction des planètes, et
soutient que chaque ville a son signe et sa planète : selon lui, Vienne

publié à Lyon en 1496, sous le titre de *Amicus me-dicorum*, fut comme un des derniers reflets de cette astrologie médicale qui, sous l'empire d'Averrhoës, avait tant obscurci les voies de la science. Il est digne de remarque que le chancelier Gerson, l'une des gloires les plus pures de l'université de Paris, qui, après le concile de Constance, pour se soustraire à la vengeance du duc de Bourgogne, s'était réfugié à Lyon, où l'on suppose qu'il composa l'*Imitation de J.-C.* (Voy. Monfalcon, édit. polyglotte de l'*Imitation*, Lyon, 1841), et où il mourut en 1429 ; il est digne de remarque que ce judicieux esprit s'attacha à combattre les théories astrologiques pour déraciner les superstitions lyonnaises et désabuser deux célèbres médecins de notre ville (Colonia, II, 380).

Un événement d'une immense portée surgit alors ; ce fut la découverte de l'imprimerie : inventée par Guttenberg, à Strasbourg, vers 1435 (Sprengel, II, 466); elle fut introduite à Lyon, vers 1472, par le Lyonnais Barthélemy Buyer ; elle y fut des plus flo-

se trouve sous la planète Saturne et le signe de la balance, et la ville de Lyon est soumise à la planète Vénus (Voy. Sprengel. t. 2, p. 465) L'invasion de la syphilis à Lyon qui fit tant de mal dans notre ville (Voy. Pétrequin, *Mélang. de chirurg.*, p. 56), et qui eut lieu vers 1496, c'est-à-dire à l'époque même de la publication de l'*Amicus medicorum*, sembla un instant, par cette singulière coïncidence, donner gain de cause aux théories astrologiques, qui heureusement ne devaient pas tarder à succomber sans retour devant les progrès de la médecine hippocratique. S. Champier (Voy. Potton *Etudes sur S. Champier*, Lyon, 1864), fut un de ceux qui luttèrent le plus vigoureusement au XVIe siècle, contre l'astrologie et l'arabisme.

rissantes. Les presses lyonnaises, qui ont inscrit dans l'histoire les noms restés célèbres des imprimeurs Gryphe, Henri Estienne, Roville, de Tournes, Dolet, Frellon, Juste, etc., les presses lyonnaises étaient les premières de l'Europe, et, grâce aux foires franches de Lyon, elles alimentaient tous les marchés du monde. On connaît environ quatre cents éditions qu'elles mirent au jour dans les vingt-huit dernières années du xvᵉ siècle (Monfalcon, *Hist. de Lyon*, 553). Parmi les premiers livres imprimés à Lyon, on trouve plusieurs ouvrages de médecine(18). « Ce furent, s'écrie avec raison Sprengel (ii, 469), ce furent l'érudition grecque et la découverte de l'imprimerie qui contribuèrent le plus à changer la face

(18) En voici quelques-uns qui donneront une idée de l'enseignement médical de cette époque :

Joannis Petri de Ferrariis practica nova. — 1477, Lugd. a... Nic. Philippi de Benssheim, Marc. Reinhart de Argentina impress. goth. à 2 col. (2ᵉ édit. Lugd. 1487).

Liber de consolatione medicinarum simplicium... Johannis heben mesue. — Imp. per... Mart. Husz et Joh. Siber — 1478, Lugd. goth. à 2 col. sans chiffr.

Liber pandectarum medicine (Matthei Sylvatici)... Mart. Husz et Jo. Siber — 1478, Lugd. goth, à 2 col.

Practica Valesci de Tarenta (Tharenta, éd. de 1490, 1496, etc.) Lugd. per Joh. Cleyn Alemanum. 1478, in-4 (2ᵉ ed. 1490, 3ᵉ 1491, 4ᵉ 1496, 5ᵉ 1500).

Phisica Versoris. Lugd. per Husz Alemanum. 1489, in-4. goth. à 2 col.

Pauli Æginetæ opera latina. Lugd. 1489 in-8.

(Extrait de la *Bibliographie lyonnaise du XVᵉ siècle*, par A. Péricaud, 2ᵉ édit. 1851). — A propos de Paul d'Egine, je remarquerai que la première traduction latine généralement connue est celle qu'Albano

des sciences et surtout à perfectionner la médecine (19). »

Torino (né vers 1491), donna à Bâle en 1532. Panzer et Hain,
toutefois, citent l'édition lyonnaise de 1489; Hoffmann (*Lexic.
bibliogr.*) doute de son existence; M. A. Péricaud ne dit pas l'avoir
vue ; *adhuc sub judice lis est.* (Horat. *ars poet.* v. 78).

(19) Bibliographie médicale lyonnaise du XVIe siècle.

« Panis. — Le livre appelle *Guidon de la practique en cyrurgie
de maistre Guigon de Calliac* (Cauliac) tres-excellent docteur et
maistre en medecine et en cirurgie, et a este veu et corrige sur le
latin par *Nicolas Panis*, docteur en medecine, habitant la cité de
Lion sur le Rosne, laquelle correction a este faicte a la requeste de
maistre Barthlomy Buyer, imprimeur, citoyen et habitant la dicte
cite de Lion — 1478, goth. à 2 col.

G. Yvoire.—La cyrurgie practique de maistre alenfranc (Lanfranc)
de Mylan, trad. par Guillaume Yvoire, cyrurgien practiquant a Lion.
imprimee à Lyon par Jehan de la Fontaine, 1490, in-4.

Le guidon en francoys. — Cy finist le livre appelle le *guidon de la
practique en cyrurgie* de maistre Guidon de Caillac..... imprime à
Lyon par Johannes Fabri natif d'Alemaigne, 1490. goth. à 2 col.

La cyrurgie de maistre Guillaume de Salicet.... trad. du latin par
Nicole Preuost... Lion, Me Mathieu Husz. 1492, in-4. goth.

La practique (cy comence) de tres excellent docteur et maistre en
medecine Bernard de Gordon, qui s'appelle la *fleur de lyz en medecine* — Lyon, 1495. goth.

Amicus medicorum magistri Johannis Ganiveti. — Lugd. Johan.
Trechsel. 1496, goth. à 2 col. (Voy. notre note 17).

Le guidon en francois. — Cy finist le livre appelle *Guidon de la
practique en cirurgie de maistre Guidon de Cauliac.* Lyon, Jean de
Vingle, 1498, in-4. goth. à 2 col.

Traicte des eaux artificielles. Lyon, G. Leroy, 1484

La vertu des eaux et des herbes, et aussi plusieurs bons remedes
contre plusieurs grandes maladies. Lyon, Mareschal et Bernarbe
Chaussart, in-4, goth.

(Voy. *Catalogue de la bibliothèque de A. Coste*, de *Lyon*, et *Bibliographie lyonnaise du XVe siècle*, par A. Péricaud, 2me édit. Lyon,
1851). — A part l'*amicus medicorum*, Sprengel, dans son *Hist. de la
médecine*, ne parle d'aucun de ces ouvrages, non plus que du suivant :

S. Champerii *Janua logicæ et physicæ*, Lugd. 1498.

La brillante époque de la renaissance arriva à son apogée au xvie siècle, sous le règne des Médicis à Florence, de Léon X et de Clément VII à Rome (20), et des rois de France Louis XII et surtout François Ier, surnommé le *père des lettres*.

Tous nos historiens s'accordent à proclamer que le xvie siécle fut, pour Lyon, l'âge d'or de la littérature ; aucune autre cité ne ressentit à un plus haut degré l'heureuse influence de la renaissance, et ne conquit un rang plus distingué dans la république des lettres. L'enseignement médical prit lui-même de nouveaux développements : à côté de la *communauté des chirurgiens* qui avait ses cours et ses grades, s'éleva le *collége de médecine de Lyon*, dont le fondateur ou mieux le réorganisateur fut le médecin Symphorien Champier, cousin du chevalier Bayard et médecin honoraire de Charles VIII et de Louis XII. Champier, à qui ses vastes connaissances et ses nombreuses publications avaient acquis

(20) Sprengel établit que les papes servirent de modèle aux princes italiens dans la protection généreuse qu'ils accordèrent aux sciences et aux lettres. Il parle spécialement de Léon X, Clément VII et Paul III, et cite enfin Alexandre Farnèse comme celui qui, à ses propres yeux, a acquis le plus de droits à la reconnaissance des littérateurs et des philosophes. (t. 3, p. 1). Après plusieurs autres citations analogues, Sprengel, faisant volte-face, sans craindre de se mettre en contradiction avec lui-même, conclut en ces termes : « Cependant tous ces princes paraissent avoir eu en vue plutôt d'éterniser leur mémoire ou seulement même de se procurer des jouissances nouvelles que d'avancer les progrès des sciences. » (Ib., p. 2). Voilà un triste exemple de la regrettable partialité avec laquelle cet auteur a écrit son *Histoire de la médecine*.

une juste célébrité et qui eut deux fois les honneurs
de l'échevinage, employa tout son crédit à obtenir la
sanction officielle des magistrats. Le collége formait un jury devant lequel tout jeune docteur devait
subir un examen ; une imposante cérémonie avait
lieu le jour où on lui accordait le diplôme ; à l'instant
solennel où le candidat était agrégé, on lui mettait
au doigt un *anneau d'or* qui lui conférait un titre de
noblesse, et le président lui adressait ces paroles
sacramentelles : Recevez cet anneau d'or en témoignage de la noblesse octroyée aux médecins par
l'empereur Auguste et le sénat romain. *Accipe an-
nulum aureum in signum nobilitatis ab Augusto et
senatu romano medicis concessa* (Pétrequin, *La noblesse des médecins de Lyon*). Le collége de médecine faisait en quelque sorte plus que les universi-
tés : il ne graduait pas des docteurs, il est vrai,
mais il les recevait agrégés, après en avoir exigé
de nouvelles preuves de capacité et de moralité. C'é-
tait comme un tribunal supérieur qui contrôlait les
décisions des Facultés du temps. Ce collége donnait
par son diplôme :

1º Le grade d'agrégé ;

2ᵉ Le droit d'exercer dans le territoire de la ville ;

3º Le titre de professeur, en imposant l'obliga-
tion de faire des leçons publiques sur les diverses
branches de la science (Voy. Pétrequin, *Mélanges de
chirurgie*, p. 27).

Ce collége exerça la plus heureuse influence sur la

médecine lyonnaise. Verdier cite avec éloge sa jurisprudence; le P. Ménétrier le proclamait, en 1669, un des plus célèbres de l'Europe ; Me Gillet constatait, en 1699, que sa réputation n'avait cessé de grandir, et le P. Colonia écrivait, en 1730, qu'il avait beaucoup contribué à la gloire de la littérature locale par le nombre et le mérite des auteurs qu'il avait produits.

Au milieu de cette prodigieuse activité dont le XVIe siècle avait pénétré l'esprit public, la médecine à Lyon prit une part des plus honorables dans ce travail de la pensée : on vit paraître un si grand nombre d'esprits d'élite (21) et d'ouvrages remarquables, qu'il serait impossible de les passer en revue

(21) Parmi les Lyonnais dignes de mémoire, il faut rappeler les noms de l'historien Paradin (né en 1510, mort en 1590) ; de l'archéologue G. Duchoul ; de C. Bellièvre, auteur du *Lugdunum priscum* (mort en 1557); de Humbert Fournier, de l'Académie de Fourvières ; du poète latin Claude Rousselet, seigneur de la Part-Dieu (mort en 1532) ;de Maurice Scève, littérateur et poète renommé de son temps, ami de Clément Marot (mort en 1560 ou 1564); de Guillaume Scève, poète latin ; de l'historien Rubys (né en 1533, mort en 1613), etc. ; enfin de Humbert de Villeneuve (mort en 1548) et de Jean Grollier (mort en 1565), les deux Mécènes d'alors.

Au nombre des hommes de lettres étrangers, dont la présence à Lyon, ne fut pas sans influence, nous devons nommer Erasme en 1506, le poète Jean Second, en 1534 (*Mélanges*, par Bréghot du Lut, 1831), le poète Jean Voulté, de Reims (1536-1537) ; le docte Isaac Casaubon qui, à la fin du siècle, publia à Lyon plusieurs savantes éditions des auteurs anciens, et surtout Clément Marot qui resta longtemps dans nos murs, et qui pendant son séjour fit plusieurs fois imprimer ses œuvres et abjura le protestantisme

dans cette rapide esquisse : nous nous bornerons à quelques traits principaux.

Des médecins, pleins de zèle et de savoir, avaient, en s'adjoignant des hommes de lettres, formé la première société littéraire qu'on ait connue en France, l'*Académie de Fourvière*, déjà en pleine activité vers 1506. Nous distinguons parmi ses membres Gonzalve de Tolède, médecin de la reine Anne, éditeur de l'*Amicus medicorum* de Ganivet, en 1496 et 1508 ; André Briau, médecin de Louis XII et conseiller de la ville en 1518 et 1519 (mort vers 1532); Symphorien Champier, qui nous est déjà connu et qui se signala par de savantes publications.

Le savoir des médecins était tenu en si grande estime que, lorsqu'en 1501, parut à la cour de Louis XII, alors à Lyon, le nouvel Apollonius ou nouveau Mercure, « qui se vantoit de réunir dans sa seule personne toute la science qu'avoient jamais eue les plus scavants auteurs hébreux, grecs et latins » (Colonia, ii, 437), ce fut avec ses médecins que le roi, désireux d'éprouver sa capacité, le fit entrer en lice.

C'est à Lyon que prit naissance une des plus grandes découvertes des temps modernes, la théorie de la circulation du sang, due à Michel Servet : l'auteur séjourna plusieurs années dans notre ville (2e séjour, en 1536 ; 4e séjour, en 1543) et y prépara l'ouvrage où il a deviné et décrit le phénomène de la circulation pulmonaire et de l'hématose (*Christia-*

nismi restitutio, Vienne, 1553. — Voy. Pétrequin, *Mélanges de chirurgie*, p. 35) (22).

Le chirurgien le plus ancien de l'Hôtel-Dieu dont les archives fassent mention (Benoît du Clozet, 1528) avait pour collègue un homme célèbre, plus connu aujourd'hui en littérature qu'en médecine, je veux parler de François Rabelais, qui pendant plusieurs années fut médecin de cet hôpital (de 1532 à 1534); il publia à Lyon, en 1532, une édition de l'*Ars medicinalis* de Galien et de quelques traités d'Hippocrate, parmi lesquels on remarque les *Aphorismes*, le *Pronostic*, le livre du *Régime dans les maladies aiguës*, etc. Rabelais composa à Lyon l'ouvrage qui l'a immortalisé : les premiers livres de *Gargantua et Pantagruel* y parurent en 1534 et 1535 (Voy. Pétrequin, *Histoire de la chirurgie à Lyon*).

La chirurgie était représentée par Jean Canappe, abréviateur de Guy de Chauliac (1538), médecin de François Ier vers 1542, et ami du célèbre Ambroise Paré, pour les besoins duquel il traduisit plusieurs livres de Galien (l'*Anatomie des os, par Galien*, 1541; *Deux livres des simples, de Galien*, v^e et xie. 1555).

(22) Ce fut vers cette époque que parut à Lyon, Michel Nostradamus plus connu de nos jours en astrologie qu'en médecine. Sa grande réputation le fit appeler par nos ancêtres dans une épidémie meurtrière. Il eut beaucoup de vogue. C'est à Lyon que Nostradamus publia, en 1555, les sept premières centuries de ses prophéties (Pétrequin, *Mélanges de chir.*, p. 42).

Canappe paraît avoir un des premiers enseigné la chirurgie en français (23).

Canappe eut un disciple distingué dans Pierre Tolet, attaché à l'Hôtel-Dieu en 1539, médecin de Charles IX et de Henri III, mort après 1582. Tolet a traduit la *Chirurgie de Paul d'Egine*, 1540, et le *Traité des tumeurs, de Galien*, 1556.

Parmi les successeurs de Rabelais et de Tolet à l'Hôtel-Dieu, l'un des plus célèbres est Jacques

(23) Le latin cessa d'être la langue vulgaire à la fin du Xe siècle : on ne l'entendait plus alors sur tous les points du territoire. M. Théry raconte (*Hist de l'éduc.*, p. 176), qu'en 994, Aimon, évêque de Verdun, fut obligé de parler en *roman* devant une assemblée de prélats, pour être compris de son auditoire. Nous savons qu'au XIIIe siècle on enseignait en latin dans les écoles de Paris. M. Leclerc écrit (*Hist. littér. de la Fr.*, t. XXIII), et M. Théry répète (Op. cit., 267), que la science reçue en latin dans la capitale se répandait en idiome vulgaire dans les provinces.Nous croyons que l'enseignement médical continua longtemps à être donné en latin dans les écoles, comme le prouvent avec évidence les publications des médecins des XIVe, XVe et même XVIe siècles écrites dans cette langue. Selon la *Biographie lyonnaise*, Canappe qui florissait dès 1534 (Ib., p. 327) et qui devint médecin de François Ier en 1542 , fut un des premiers à enseigner la chirurgie en français. Lyon fit beaucoup pour vulgariser la science dans la langue usuelle : Canappe traduisit en français la *Chirurgie* de Guy de Chauliac , en 1538, l'*Anatomie des os*, de Galien, en 1541, deux livres des *Simples*, de Galien, en 1535 ; Tolet, son élève, le *Traité des tumeurs*, de Galien, en 1539 ; la *Chirurgie*, de Paul d'Ægine , en 1540 ; J. Dalechamps, la *Dissection des muscles*, de Galien, en 1564 ; la *Physiologie*, de Galien, en 1565, et l'*Anatomie*, du même auteur, en 1566 ; enfin il fit paraître sa *Chirurgie françoise* en 1570, etc. (Voy. aussi notre *Bibliographie lyonnaise* du XVe et du XVIe siècles, articles Panis, Prévost, Salicet, Caille, Royet, Duchesne, des Moulins, etc.). Déjà avant eux, Guillaume Yvoire avait publié à Lyon, en 1490, une traduction française de la *Chirurgie de Lanfranc*.

Dalechamps, que l'historien Rubys appelle l'*OEscu-lape lyonnais*; il fut nommé médecin de l'Hôtel-Dieu en 1552, et signala les trente dernières années de sa vie (il mourut en 1588) par une série de publications importantes : les érudits citent sa traduction latine d'Athénée (Lyon, 1552 ; c'est celle que le docte Casaubon a reproduite dans son édition gréco-latine, Lyon, 1597) ; les naturalistes, son histoire générale des plantes (*Historia naturalis plantarum*, 1586), et les médecins, sa traduction française des *Administrations anatomiques* de Galien (Lyon, 1566 et 1572), et du traité de l'*Usage des parties*, du même auteur (Lyon, 1566, réimpression à Paris en 1610) ; une édition estimée de Cœlius Aurelianus (*De morbis acutis et diuturnis*, 1567), et surtout sa *Chirurgie françoise* (Lyon, 1570, G. Roville), ouvrage recommandable par une rare alliance du savoir et de l'érudition avec un grand tact pratique, et qu'aujourd'hui encore on ne consulte pas sans fruit (réimpression à Lyon en 1573, et à Paris en 1610, avec les additions de J. Girault).

Les remarquables travaux du xvie siècle (24) préparèrent le triomphe de la médecine hippocratique,

(24) Bibliographie médicale lyonnaise du **XVI**e siècle :

1° D'après le P. Colonia (*Histoire littér. de Lyon*, t. 2, p. 797) :

Nicolas Prévost, dit Myrepsicus, auteur du *Grand antidotaire*, florissait vers **1505**.

Jean Bruyerin Champier, neveu de Symphorien : *De re cibaria*.

Barthélemy Argentré a écrit sur la *Poudre cordiale*.

Claude Millet, commentateur de Galien, botaniste.

qui fut complet au xviie. La méthode expérimentale, proclamée par le chancelier Bacon, et plus tard

Guillaume Reginus ou Regnod : *Medicinœ exercitamenta*, Lugd.
1564.

Gabriel de Sylva : *De diœta* l. 2, 1550.

Reinerus Solenander, qui pratiquait la médecine à Lyon en 1556,
a donné un traité latin de *Conseils médecinaux*.

André Caille, auteur du *Guidon des apothicaires*, 1572, et du *Jardin
médecinal*, 1578.

Jérôme de Monteux, dit Monticus ou Montuus (médecin de François Ier, Henri II et François II : *Biogr. lyonn.*) : *Consiliorum medi-
cinalium* 1596 (trad. en français par Claude Valgelas, médecin à
Lyon) ; *De tribus medicorum sectis*.

Michel Nostradamus..... exerça longtemps la médecine à Lyon,
avant de se retirer dans la ville de Salon sa patrie : *Chirurgica
auxilia;*.... *de infantium febribus*.

Symphorien Champier lequel, selon le P. Ménetrier, a établi notre
collége de médecine. — Ses ouvrages imprimés à Lyon en 1507.

Jean Marquis, médecin à Lyon, marque.... que l'Académie de
cette ville fut érigée en collége le 19 juin 1576.

Jean Bauhin, naturaliste, collaborateur de l'*Histoire des plantes* de
Dalechamps, démonstrateur de botanique à Lyon.

Jean-Antoine Sarrazin, François Chappuis et Antoine Royet, lyonnais, ont écrit trois *Traités sur la peste* (Sarrazin, *De peste commentarius*, 1571, 1572 et 1589 ; Royet florissait à Lyon vers 1564 :
Traicté de la peste, 1583).

Jacques Dalechamps, mort à Lyon en 1588, où il était professeur
agrégé, publia une *Histoire* latine *des plantes*, de savantes notes *sur
Pline*, une *Chirurgie françoise*, une *traduction latine d'Athénée*, des
notes sur *Paul Æginète*, etc.

Joseph Duchesne, dit Quercetanus ; *Traité sur la cure des arque-
buzades* ; *Antidotaire spagirique*, etc.

François Rabelais, habile dans la médecine, profond dans les langues scavantes..... a été longtemps le médecin de notre grand
Hôtel-Dieu.

Jean des Moulins : trad. françoise de l'*Histoire des plantes* de Dalechamps et des *Commentaires de Mathiole* sur Dioscoride.

Jacques Pons : *De nimis licentiosa sanguinis missione*, Frellon, 1596;

le doute méthodique érigé en méthode par Descartes,
commencèrent à porter leurs fruits : on démolit

*Méthode pour pratiquer avec succès la médecine; Notes sur l'Histoire
des Plantes*, de Roville.

2° D'après Paschalis Gallus (*Bibliotheca medica*, Basil. 1590) :

Symphoriani Champerii (Alias Campegii) Lugdunensis medic.
Emendationes pharmacopolarum ac Arabum, etc. Lugd., 1532. —
De claris scriptoribus medicinæ. Lugd. 1506 et 1531.— *De corporum
animorumque morbis ac eorum remediis*. — *Hortus gallicus*, 1533.
— *Galeni campi historiales* in 4 lib. — *Practica medicinalis*, 1547.
— *Cribratio medicamentorum*, 1534. — *Quæstio de exhibitione me-
dicinarum venenosarum*, 1534. Lugd., Gryphius. — *Symphonia
Galeni ad Hippocratem*, 1528 et 1531. — *Campus Elysius Galliæ*,
1533, etc.. etc.

Petrus Toletus, medicus domûs hospitalis Lugduni, scripsit *Uni-
versalem morbi articularis precautionem et curationem* ad libellum
oddi de oddis de Prandii et cœnæ ratione.— *Appendices* in opuscu-
lum anonymi cujusdam *de morbis puerorum* (is autem est Paulus
Bagellardus), Lugd, 1534. — Claruit, 1540.

Joannis Ursini medici et poetæ *elegiæ de peste* et eâ medicinæ
parte quæ in *victûs ratione* consistit, 1541.

Jacob Dalecampius medic. scrips. *de Peste libros* 3, Lugd., Roville, 1553.

Guil. Paradinus..... Transt. *Fuchsii institutiones medicas*, Lugd.
de Tournes, 1552. — Florebat, 1563.

Philib. Saracenus med. Lugdunensis *libr. II Galeni de simpl. medi-
cam. facultatibus* ad gr. exempl. collationem emendavit, Lugd. per
G. Rovillium, 1552.

Stephani Dutemplæi *Tabulæ* in Galeni libr. *De morbis et sympto-
matibus*, Lugd. ap. Gryphium.

Claudii Porallii Lugdunensis *in Hippocratis librum de vulneribus
capitis commentarius*, 8. Gen., 1579, etc., etc.

Nous pourrions encore beaucoup ajouter à cette nomenclature. Il
est vraiment déplorable de voir Sprengel, dans son *Histoire de la
médecine*, ne faire mention d'aucun de ces auteurs ni de ces ouvrages ; le docte Allemand s'est donné une peine infinie pour déterrer
en Italie et surtout en Allemagne une foule d'écrivains plus que
médiocres et de publications insignifiantes dont il s'est complu à

pièce à pièce, du haut des chaires, l'échafaudage scientifique des Arabes, que la polémique avait déjà entamé.

A Lyon, à côté de la communauté des chirurgiens et du collége de médecine, qui étaient alors très-florissants, il s'éleva une troisième école, à la suite d'une ordonnance royale qui créa le majorat dans nos hôpitaux : les lettres patentes de Louis XIII, en 1618, octroyèrent le don de maîtrise au chirurgien qui, après un noviciat, accomplirait un service de six années dans l'Hôtel-Dieu ou la Charité. Ce fut l'inauguration d'un progrès réel ; en attachant un titre et un privilége aux fonctions chirurgicales, les lettres patentes en rehaussèrent l'importance ; ce fut là la *charte chirurgicale* de nos hôpitaux ; c'était une innovation féconde qui devint pour le reste de la France un modèle qu'on s'efforça de suivre. Le corps médical de nos hôpitaux peut citer à lui seul une foule de noms très-honorables ; parmi les médecins, Philibert Sarrazin (1608), Jean de La Monière (1619), Claude Pons (1630, 1635 et 1638), Louis Panthot (1691), les deux Pierre Garnier (le 1er 1637, le 2e 1695), Pestalozzi (1696), etc., et parmi les chi-

grossir sa savante mais quelque peu indigeste compilation ; on voit qu'il s'est comporté tout autrement à l'égard de la France. Cette nouvelle omission, beaucoup plus grave et plus répréhensible que celle que j'ai déjà signalée note 19, est une preuve de plus de la partialité avec laquelle Sprengel a écrit son ouvrage. — Voyez notes 15, 19 et 20.

rurgiens, Louis Malherbe (1631), Henri Charavel (1640), Horace Panthot (1665), Henry Lhermitte (1679), etc.

C'est sous la direction de ces derniers que se forma, dans le claustral de l'Hôtel-Dieu, la troisième école dont j'ai parlé, destinée aux élèves que, dans le langage de l'époque, on nommait *compagnons chirurgiens*. Ce fut comme une pépinière médicale d'où sortirent, pendant deux siècles, presque tous les hommes qui se sont signalés dans le service hospitalier par leurs qualités intellectuelles et morales.

Quels services ces trois écoles n'ont-elles pas rendus à la société lyonnaise ! On y apprenait, avec la science, le dévouement à la chose publique. Je voudrais, messieurs, pouvoir ici raconter en détail la belle conduite des médecins et des chirurgiens de Lyon, au milieu des épidémies qui vinrent si fréquemment décimer la population dans les XVIe et XVIIe siècles. Dans les sciences comme la nôtre où, pour le médecin des institutions de bienfaisance, la vie se consume en actes de dévouement et de charité, les mentions de l'histoire sont souvent la seule justice rendue à l'homme de l'art ! Aussi la biographie médicale, quand elle n'enseigne pas des découvertes, peut-elle encore servir de récompense au mérite et à la vertu, et d'exemple à la postérité ! Dans la peste meurtrière de 1629, Lyon perdit huit médecins et soixante-dix chirurgiens (Monfalcon, *Hist.*

de Lyon, p. 760) ; les noms de la plupart ont été per-
dus avec le détail de leurs belles actions. Toutefois, nous avons pu conserver ailleurs (Pétrequin,
Mélanges de chirurgie, 1845, p. 117) plus d'un trait
de philanthropie et de ce courage scientifique dont
s'honore la médecine lyonnaise. Claude Pons en
fournit un exemple qui mérite d'être rappelé ici :
une nouvelle épidémie s'était développée en 1638 ;
l'effroi était général ; l'Administration, qui ne dispo-
sait pas d'un personnel suffisant, fit offrir le service
à Claude Pons, dont elle avait pu, à deux reprises ,
apprécier le zèle et la capacité. Claude Pons, honoré
de la confiance publique, était retiré dans la pratique
civile où une nombreuse clientèle réclamait ses soins.
Rien ne l'arrêta ; n'écoutant que la voix de l'humanité, il sacrifia tout pour reprendre, une troisième
fois, ses fonctions de médecin d'hôpital ; il y déploya
autant de courage que de savoir. A la fin ses for-
ces physiques le trahirent et, succombant à la peine,
il tomba gravement malade. Mais bientôt on le vit
reparaître à son poste. L'Administration reconnais-
sante sut noblement récompenser le dévouement de
Claude Pons. Ce médecin rendit bienfait pour bienfait, et, à sa mort, en 1657, il institua l'Hôtel-Dieu
son légataire universel, voulant ainsi perpétuer après
lui, en faveur des pauvres, le bien qu'il leur avait fait
durant sa vie (25).

(25) Je me plais à rappeler que le médecin Claude Magnin se signala par une conduite analogue dans la peste de 1629 (Voy. Pétre-

Il est vrai de dire, même après le xvie siècle, que le xviiie a été l'époque la plus glorieuse et la plus féconde de la médecine lyonnaise : elle était enseignée dans trois écoles florissantes ; elle a produit une foule d'hommes d'élite qui ont marqué leur place dans l'histoire de la science, comme dans les annales de nos hôpitaux. La littérature locale s'est enrichie d'un grand nombre d'ouvrages recommandables qui figurent avec honneur dans nos bibliothèques (25 *bis*), et

quin, *Mélanges de chir.*, p. **121**). « Nous pourrions relater beaucoup de traits d'humanité qui honorent les hommes de l'art : de **1624** à **1630**, plusieurs furent victimes de leur dévouement, surtout parmi les chirurgiens que la nature de leurs fonctions exposait davantage ; Chevelu le père y était mort en **1610**, François de la Coste y succomba en **1628**. Les chirurgiens de l'Hôtel-Dieu se distinguèrent par leur zèle qui leur valut d'honorables récompenses : nous pouvons citer Antoine Debrioude (**1628**), Louis Malherbe (**1631** et **1637**), Henri Charavel (**1642** et **1643**), etc., dont les archives manuscrites de l'Hôtel-Dieu signalent avec éloge le dévouement. Parmi les maîtres de la ville, nous nommerons Michel Malo (**1628**), Anthoine (**1638**), Jean Lepère (**1638**-**1639**), etc., qui les secondèrent dans ces temps d'affliction. — Les *Compagnons chirurgiens* ne doivent pas être oubliés : les archives parlent de la mort de plusieurs d'entre eux, tel fut Pierre Chassaigne, placé par Jean Thiffon, maître chirurgien, auprès du sieur Dulieu en **1628** ; on mentionne encore pour leur belle conduite, Jean Guillard, en **1629**, Jean Duchier, de Roussac en Berry, et Pierre Massin, en **1643** « pour s'estre exposez au lieu de *Probation* et avoir traicté les pestiferez. » (Pétrequin, *ib.*, p. **120**).

(25 *bis*.) Je me bornerai à citer le *Traité de Splanchnologie raisonnée*, rédigé en démonstration par C. M. *Flurant* (Paris-Lyon, **1752**, 2 vol. in-12); ouvrage dédié à l'Académie de chirurgie et approuvé par elle ; — les *Œuvres posthumes de Pouteau*, publiées avec des notes par Colombier, sous le patronage de la Société de médecine de Paris, avec un rapport du célèbre Vicq d'Azyr (Paris, **1783**, 3 vol. in-8) ; le *Traité des maladies des yeux* de J.-J. *Guérin* (**1769**),

elle a exercé une remarquable influence sur le mouvement général dont Paris est devenu le centre. Le corps médical lyonnais peut s'enorgueillir d'une série d'hommes de mérite dont la médecine hospitalière gardera éternellement la mémoire, comme, parmi les médecins, J.-P. de La Monière (1701), Panthot jeune (1709), Laurent Garnier (1730), A.-J. Pestalozzi (1744), L.-A. Pestalozzi (1782), Philibert Collomb (1783), J. Emmanuel Gilibert (1784), F. Buytouzac (1789), etc., et, parmi les chirurgiens, des noms tels que Laurès, les deux Flurant, Garnier, Grassot, Pouteau, Puy, Guérin, Bouchet, Charmetton, Buytouzac, Dussaussoy, Rey, etc. (Voy. Pétrequin, *Mélanges de chirurgie*, p. 183).

Une louable émulation s'établit entre les trois écoles médicales lyonnaises ; l'une d'elles subit une heureuse transformation : la communauté des chirurgiens fut érigée en *collége de chirurgie* en 1775 (Pétrequin, *Mélanges*, p. 160) ; on éleva pour ses élèves le niveau des études scolaires ; la chirurgie, à

qui fut, avec les *Mémoires sur l'œil*, de *Janin*, de Lyon (1772), un des meilleurs livres du XVIIIe siècle sur l'ophthalmologie ; le *Traité de physiologie*, de J.-S. *Duffieu* (2 vol.) ; le *Traité de l'hydrocèle*, de A -C. *Dussaussoy*, et le *Traité de la pourriture d'hôpital*, du même auteur ; les *OEuvres médico-chirurgicales de Collomb*. etc., etc.

Je renvoie au P. Colonia (*Hist. littér. de Lyon*, t. 2, p. 799) pour la bibliographie médicale lyonnaise du XVIIe siècle et le complément de celle du XVIIIe ; on pourra de la sorte, avec le secours supplémentaire des indications que j'ai déjà données (Voy. notes 19, 24 et 28), avoir une idée générale de la littérature médicale de Lyon depuis la renaissance jusqu'à nos jours.

Lyon, se trouva rehaussée par les grades universi-
taires ; elle puisa un nouveau lustre dans la création
de l'académie royale de chirurgie, fondée à Paris en
1731 par Louis XV, à l'instigation de Maréchal et de
Lapeyronie. Elle eut l'honneur de voir les noms de
ses principaux représentants inscrits avec distinc-
tion parmi les associés de cette illustre académie,
tels que Grassot, Charmetton, Flurant, Pouteau,
etc. Cette compagnie savante ouvrit des concours
mémorables auxquels elle convia tous les chirurgiens
de l'Europe : Lyon eut la gloire de remporter un
grand nombre de couronnes académiques (26). Chaque année lui apportait un triomphe. Les travaux de
plusieurs de ses chirurgiens eurent l'honneur de figu-
rer dans les mémoires de cette célèbre académie, qui
devinrent le code de toutes les écoles de l'Europe.

La voie des améliorations était ouverte : une nouvelle conquête vint mettre le sceau à toutes les précédentes ; ce fut l'institution du concours pour nos
hôpitaux en 1788. Le premier essai dépassa toutes
les espérances, et, en donnant d'emblée une grande

---

(26) En 1744, Grassot obtint le premier prix (*Sur les émollients*);
il avait pour concurrent le célèbre Louis qui fut plus tard secrétaire
perpétuel de l'Académie de chirurgie. En 1748, le premier prix fut
décerné à Charmetton (*Sur les caustiques et les dessicatifs*); le fameux
Nannoni, de Florence, était du nombre des compétiteurs. En 1749,
Flurant partagea le premier prix avec Louis (*Sur les détersifs*). En
1752, Faure mérita le premier prix (*Sur les tumeurs scrofuleuses*) ;
l'illustre Bordeu n'eut que le second prix, etc. (Pétrequin, *Mélanges
de chir.*).

valeur à ce nouveau mode d'élection, il en assura à jamais l'avenir : ce fut Marc-Ant. Petit qui ouvrit brillamment la série des élus. Le concours devint la source d'une splendeur nouvelle pour la chirurgie lyonnaise ; il éleva le majorat de nos hôpitaux à un rang de premier ordre en y appelant tous les mérites et toutes les capacités chirurgicales.

La médecine devait avoir aussi sa révolution : les corporations furent détruites avec leurs priviléges, et les trois écoles médicales de Lyon ont dû se fondre en une seule, celle des hôpitaux, qui, héritant ainsi des glorieuses traditions de plusieurs siècles, sut se maintenir à la hauteur de sa nouvelle mission ; elle avait à sa tête deux disciples du professeur Desault : M.-A. Petit, secondé par Vinc. Cartier, donna beaucoup d'éclat et de vogue à l'enseignement ; l'école prospéra et grandit (27) ; les élèves sortis de son sein rendirent de grands services pendant et après le siége et dans les guerres de cette époque ; c'est à ces leçons que se forma d'abord un homme célèbre qui a exercé une immense influence sur les progrès de la médecine, je veux parler de Xavier Bichat, dont le génie a créé l'école anatomique (Bi-

(27) « Après la Terreur, cette école qu'avaient naguère illustrée la parole et les écrits de Pouteau, fut bientôt relevée avec succès par les efforts réunis du célèbre botaniste Gilibert, du médecin Vitet que ses ouvrages placent au rang des plus savants nosologues de son époque, du brillant chirurgien Marc-Antoine Petit qui eut l'honneur d'appartenir, dès sa fondation, à l'Institut national de France, etc. » (A. Dupasquier, *Mémoire présenté à M. de Salvandy*, 1846).

chat étudia à Lyon en 1791, 1792 et 1793. — Voy. Pétrequin, *Mélanges de chirurgie*, p. 176).

Les succès de notre école au xixe siècle sont allés croissant sous le patronage de l'administration des hôpitaux. Je touche à une époque où les convenances ne me permettent plus de citer des noms propres (28); mais je puis dire que les œuvres de ses professeurs parlent pour eux, que leurs livres et leurs cours sont hautement appréciés dans le monde scientifique, et que, grâce à leurs efforts et à leur savoir, l'école lyonnaise est devenue un centre médical ; c'est à elle que la société est redevable, depuis soixante ans, de ces dignes générations de praticiens qui exercent l'art de guérir autour de nous dans un rayon de plus de cinquante lieues ; c'est autour de ses chaires que les populations sont venues évoquer leurs défenseurs dans les épidémies ; c'est à elle que la ville de Marseille a demandé une légion de jeunes hommes dévoués quand elle a été envahie par le choléra ; c'est elle enfin qui a largement pourvu nos armées de terre et de mer quand récemment la guerre est venue ré-

(28) L'école de Lyon (sans parler des vivants), a eu pour professeurs au XIXe siècle : 1° Parmi les médecins de l'Hôtel-Dieu, J. Richard de Laprade, J.-P. Pointe, R. Sénac, J.-L. Brachet, Alphonse Dupasquier, etc. ; 2° Parmi les chirurgiens de l'Hôtel-Dieu. J.-M. Viricel, C.-A. Bouchet, L. Janson, J. Gensoul, A. Bajord, A. Bonnet, etc.; 3° Parmi les chirurgiens de la Charité, Gilbert Montain, F. Imbert, P.-J. Nichet, A. Colrat, etc. — Pour la bibliographie médicale lyonnaise au XIXe siècle, voy. Pétrequin, la *Noblesse des médecins de Lyon, d'autrefois et d'aujourd'hui.*

clamer à l'improviste des bras exercés et prêts pour
tous les champs de bataille.

Le gouvernement, frappé des services qu'elle n'a
cessé de rendre, a cru devoir rattacher à l'université son enseignement resté libre jusque-là : trois
réorganisations successives en moins de trente ans,
et dont chacune avait pour but d'apporter quelque
notable amélioration, sont un témoignage de la haute
sollicitude du pouvoir ; mais cette œuvre ne doit
point rester imparfaite : notre école n'est point à sa
place ; elle a grandi et se trouve aujourd'hui comme
sur un lit de Procuste qui gêne son développement ;
en aspirant à de plus hautes destinées, elle aspire à
rendre de plus grands services. Lyon a droit de devenir un grand centre intellectuel ; Lyon a droit de
pouvoir enfin, à côté des facultés de théologie, des
sciences et des lettres dont elle a été dotée (29),
compter aussi une faculté de médecine. Quelle autre
cité en France, pourrait faire valoir autant de titres
pour posséder l'enseignement supérieur au complet ?
Nulle autre, osons le dire, ne pourrait invoquer un

(29) La Faculté de théologie de Lyon, établie en 1808, ayant
perdu successivement presque tous ses membres, a été réorganisée
le 12 octobre 1838 et installée le 8 novembre 1838.

La Faculté des sciences, supprimée le 31 octobre 1815, a été ré-
tablie le 9 décembre 1833 sur l'initiative de M. le docteur Prunelle,
maire de Lyon, organisée le 21 juillet 1834, et définitivement installée le 31 décembre 1834.

La Faculté des lettres a été créée le 24 août 1838, et installée le
24 novembre 1838.

passé qui soit à la fois un plaidoyer plus éloquent en
sa faveur et une garantie plus sûre pour l'avenir
qu'elle sollicite. Jamais institution nouvelle n'aura
été fondée dans des conditions plus favorables et sur
un terrain mieux préparé (30); jamais faculté nais-
sante n'aura disposé de moyens plus efficaces et
plus nombreux : toutes les branches des sciences
médicales sont largement représentées et peuvent
être fructueusement étudiées dans nos cinq hôpitaux civils et nos deux hôpitaux militaires. Toutes
les ressources de l'instruction se trouveront accu-
mulées autour de cette école : de riches bibliothèques publiques, des musées d'anatomie et d'histoire
naturelle, deux jardins botaniques, le voisinage
d'une école vétérinaire de premier ordre, des amphi-
théâtres de dissection tels que nulle part, Paris seul
excepté, l'anatomie n'est aussi florissante, des sociétés savantes d'une réputation européenne qui s'ap-
pliquent à la culture et au progrès de toutes les connaissances humaines, enfin l'enseignement de nos
facultés des lettres et des sciences où la faculté de

(30) « En 1837, le savant doyen de la Faculté de Paris (Orfila),
méditant la création des écoles préparatoires et la réorganisation du
haut enseignement de la médecine, visite l'école secondaire de Lyon
et bientôt après s'exprime ainsi à l'égard de cette institution qu'il
signale par là entre toutes les autres : « Si l'on veut créer une Faculté
de médecine à Lyon, on y trouvera tous les éléments nécessaires. »
— Déjà Royer-Collard avait dit : « Hors le siége du gouvernement,
Lyon, avec ses ressources infinies, doit jouir de tous les établissements que possède la capitale. » (Dupasquier, *Mémoire présenté à
M. de Salvandy, en* 1846).

médecine trouvera, pour ses propres cours, à la fois, un motif d'émulation et un précieux complément.

Il appartient à l'Administration intelligente, qui a su réaliser une régénération physique de Lyon, de parachever son œuvre par une création qui, en complétant aussi la régénération intellectuelle de la cité, deviendra dans l'avenir son plus beau titre de gloire. Je voudrais pouvoir faire passer dans l'âme des magistrats, qui me font l'honneur de m'entendre, la profonde conviction qui m'anime ; mais, si ma faible parole n'a ni l'autorité ni l'éloquence nécessaires pour convaincre nos hommes d'Etat, ils ne sauraient du moins se refuser à prêter l'oreille à des voix plus dignes et plus autorisées ; car les vœux que nous rappelons ont été formulés par les représentants de toutes les classes de la société lyonnaise : c'est au nom de l'humanité que l'Administration de nos hôpitaux a demandé l'érection d'une faculté de médecine à Lyon, pour les besoins toujours croissants du service hospitalier, qui doit, année commune, assurer les secours de l'art à plus de quarante mille malades (31). La voix de la science a fait entendre les

(31) D'après les relevés officiels, le chiffre des malades admis pendant l'année (non compris ceux restant en traitement au 1er janvier), a été en 1862, de 12729 pour l'Hôtel-Dieu, de 7585 pour la Charité, de 2388 pour l'hôpital de la Croix-Rousse, de 4097 pour l'Antiquaille, de 240 pour l'hospice du Perron ; et en 1861, de 9411 pour l'Hôpital Militaire du quai de la Charité, et de 3394 pour celui des Collinettes (et cela, non compris les malades qui s'y trouvaient déjà en traitement au 1er janvier, à savoir 1030 pour l'Hôtel-Dieu,

mêmes vœux, soit au sein du conseil académique,
dans un rapport des plus remarquables, soit dans les
Sociétés savantes locales et même étrangères. Qui
ne sait que le département tout entier a maintes fois
porté à la connaissance du pouvoir l'expression des
mêmes vœux par l'organe du Conseil général ? C'est
donc avec une incomparable solennité que cette
grande cause peut être portée devant le chef de
l'Etat : Lyon se présente avec la double autorité que
lui donnent ce concert de votes unanimes, et sa qualité de seconde capitale de l'empire ; une ville de
trois cent mille âmes, qui a dans le passé une aussi
glorieuse histoire, et qui de nos jours a pris rang
parmi les dix plus considérables cités et capitales de

591 pour la Charité, 108 pour la Croix-Rousse, 1355 pour l'Antiquaille, etc.) ; ce qui forme un total de *plus de quarante-deux mille
malades*; et encore ces chiffres sont pris à des années très-faibles :
car le total des malades avait été de 13866 pour l'Hôtel-Dieu, en
1861, et de 9742 pour l'Hôpital Militaire en 1860, etc. — « Il faut,
dit M. Bouillier, il faut ajouter 600 enfants incurables dans les établissements autorisés par l'Etat, d'Ainay, de Sainte-Elisabeth et de
Saint-Alban. » (*Rapport au Conseil académique. —* Voy. *Gaz. méd.
de Lyon*, 1860, n° 14). On doit mentionner encore l'Hospice des
Vieillards, à la Guillotière, et trois maisons spéciales d'aliénés. Nous
dirons enfin, avec M. Dupasquier (*Mémoire présenté à M. de Salvandy*,
1846) : « Lyon possède, indépendamment de ses hôpitaux : 1° Un
Dispensaire général pour la pratique des accouchements et le traitement des malades à domicile ; 2° Un *Dispensaire spécial* pour les
affections vénériennes et syphilitiques ; 3° Seize *Bureaux de bienfaisance* qui emploient pour leur service seize jeunes médecins ; 4° Une
Société maternelle qui fournit gratuitement des médecins-accou-
cheurs aux femmes pauvres, enceintes ; 5° Des *Salles d'asile*, etc.,
etc., »

l'Europe, doit intéresser le pays tout entier à ses
destinées. La cause qu'elle plaide est celle de l'humanité et de la civilisation, du progrès de la médecine et des sciences accessoires, et enfin de la gloire
de la France ; des causes pareilles, pour triompher,
n'ont besoin que d'être entendues.

VŒUX

EN FAVEUR DE L'ÉRECTION D'UNE FACULTÉ DE MÉDECINE

à Lyon.

***

CONSEIL D'ARRONDISSEMENT DE LYON

Séance du 25 juillet 1844.

« Le Conseil, s'appuyant sur les considérations qu'il a plusieurs fois développées, renouvelle avec instance le vœu qu'il a déjà fait entendre pour que l'école préparatoire de médecine et de pharmacie soit convertie en Faculté de médecine. »

Le Conseil d'arrondissement a reproduit le même vœu dans ses sessions de 1849 et de 1850.

Séance du 13 août 1851.

« On a peine à comprendre que Lyon, la seconde ville de France par son importance, sa population et sa situation, ne soit pas le siége d'une Faculté de médecine, lorsque d'autres villes, qui sont loin de pouvoir lui être comparées, sous tous les rapports, en sont pourvues.

« Sur la proposition de MM. Jourdan, ..., Charetton et Burdet, le Conseil, à l'unanimité, s'en réfère au vœu qu'il a émis sur ce point et motivé de nouveau l'année dernière, et il le renouvelle. »

— 50 —

Séance du 23 *juillet* 1860.

(6ᵉ *vœu*) : « Création d'une Faculté de médecine
dans la ville de Lyon, création déjà demandée à plusieurs reprises, depuis 1844, par le Conseil d'arrondissement, et notamment dans ses sessions de 1849,
1850 et 1851.

« Le Conseil ne croit pas devoir reproduire les
nombreux motifs sur lesquels il a appuyé ce vœu si
souvent renouvelé par lui. Il serait heureux de voir
enfin se réaliser une création qui a déjà failli l'être
dans deux circonstances importantes, et que des
événements politiques intérieurs ont fait seuls dif-
férer.

« Vers les premiers mois de 1830, la Restauration, dans l'intérêt de la ville de Lyon, et plus encore dans l'intérêt des sciences médicales pratiques,
avait arrêté cette création : on ne croit pas se tromper
en rappelant que l'honorable M. Richard de Laprade
devait être le doyen de la nouvelle Faculté ; on s'oc-
cupait de compléter le personnel lorsque arrivèrent
les journées de juillet, qui durent suspendre néces-
sairement la nouvelle organisation projetée.

« En 1832, le projet fut repris par suite de l'influence de l'honorable M. Prunelle. La création fut
décidée en Conseil des ministres, et l'on recommença
à s'occuper du personnel. Des émeutes survinrent ;
M. Guizot crut devoir demander l'ajournement de la
mesure.

« C'est ainsi qu'une des institutions les plus utiles a été successivement ajournée.

« Ces ajournements ont été surtout regrettables au point de vue de la médecine pratique.

« Une Faculté de médecine instituée à Lyon donnerait principalement des médecins praticiens au centre du bassin du Rhône. Là règne une constitution médicale qui diffère de celle de Paris et de celle de Montpellier : les maladies n'y ont plus la même marche; les remèdes n'y ont pas sensiblement la même action. Aussi les élèves qui ont fait exclusivement leurs études à Montpellier ou à Paris et qui viennent pratiquer dans le centre du bassin du Rhône et dans les départements qui avoisinent Lyon, sont-ils obligés, qu'on pardonne le mot, de faire une espèce d'apprentissage avant d'exercer la médecine avec succès.

« A l'unanimité, le Conseil renouvelle son vœu de l'institution d'une Faculté de médecine à Lyon ; il le fait par plusieurs motifs déjà longuement développés ; il oserait presque ajouter qu'il le fait aussi par un véritable intérêt d'humanité, puisque cette création peut seule donner à nos départements du centre de jeunes médecins dont l'instruction pratique soit, dès leur début, en harmonie avec la constitution qui y règne. »

CONSEIL GÉNÉRAL DU DÉPARTEMENT DU RHÔNE.

Session de 1861-1862.

« Le Conseil s'associe au vœu exprimé par le
Conseil d'arrondissement, pour l'établissement d'une
Faculté de médecine à Lyon.

« L'importance progressive de la ville de Lyon,
l'immensité des ressources qu'elle fournit aux études,
l'illustration qu'elle doit à ses célébrités médicales,
le vaste champ d'études et d'expérimentation
que les hôpitaux civils et militaires, les hospices
d'aliénés et d'incurables lui permettent d'offrir à une
jeunesse studieuse, l'intérêt des populations voisines,
donnent à cette demande le caractère d'une indispensable
nécessité. »

Il est à remarquer que le Conseil général avait
également émis le même vœu dans sa session de
1860-1861.

Nous devons ajouter que, déjà antérieurement, le
Conseil général du Rhône avait lui-même pris l'initiative
par la délibération suivante :

Session de 1838.

« Considérant que la ville de Lyon est assez
heureusement placée ; que ses établissements scientifiques
sont assez nombreux ; que ses hôpitaux sont
assez riches en faits dignes d'observation, pour pouvoir
espérer que le gouvernement ne tardera pas

plus longtemps à la doter d'une Faculté de médecine ;

« Le Conseil général émet le vœu que le gouvernement veuille bien fixer à Lyon, dans le plus bref délai possible, le siége d'une Faculté de médecine. » (Séance du 25 août 1838.)

CONSEIL MUNICIPAL DE LA VILLE DE LYON.

Séance du 12 février 1846.

« Le Conseil municipal de la ville de Lyon,

« Ouï le rapport verbal par lequel M. le maire (32) propose d'émettre le vœu qu'une Faculté de médecine soit établie à Lyon ;

« Vu ses précédentes délibérations sur le même objet ;

« Considérant que la ville de Lyon, par sa nombreuse population agglomérée, par celle des villes et des départements l'avoisinant, par sa position géographique, qui la met à une distance à peu près égale de Paris, de Montpellier et de Strasbourg, se trouve dans les conditions les plus favorables pour l'établissement d'une Faculté de médecine ;

« Considérant que, par la grandeur, le nombre et

(32) En 1841, M. Villemain, alors ministre, avait écrit à M. le maire de Lyon : « Aussitôt que les circonstances permettront d'examiner la question d'une Faculté de médecine à Lyon, je n'oublierai pas combien cette ville, où les études médicales et chirurgicales sont en honneur, présente d'avantages pour une semblable création ; il suffirait du personnel de son Ecole médicale, pour donner à cet égard toutes les garanties désirables. » (19 février 1841).

l'importance de ses hôpitaux consacrés au traitement des maladies de toute nature, la ville présente tous les éléments d'études et d'observations médicales nécessaires aux élèves et aux progrès de la science ;

« Considérant, en outre, que les Facultés des sciences et des lettres dont la ville de Lyon est dotée sont un précieux et nouvel élément de succès pour l'établissement d'un haut enseignement médical, et qu'au résultat attendu concourront puissamment nos divers établissements, tels que notre jardin des plantes et nos bibliothèques publiques, notamment celle du Palais-des-Arts, riche surtout en ouvrages de sciences physiques et médicales ;

« Considérant que l'école préparatoire est en progrès, que les cours sont suivis par un grand nombre d'étudiants, et que le chiffre des inscriptions prises chaque année témoigne, mieux que ne le sauraient faire tous les raisonnements, de l'utilité de l'établissement d'une Faculté à Lyon ;

« Emet, à l'unanimité, le vœu que l'Ecole préparatoire de médecine et de pharmacie établie à Lyon soit remplacée par une Faculté de médecine (33). »

(33) En 1846, l'Ecole de Lyon, forte de tous les vœux émis jusqu'alors en faveur de sa transformation en Faculté de médecine, présenta à M. de Salvandy, ministre de l'Instruction publique, un mémoire intitulé : « De la nécessité de convertir l'Ecole préparatoire de médecine et de pharmacie, de Lyon, en Faculté de médecine. » (Alph. Dupasquier, secrétaire-rapporteur, 1846). Dans ce rapport motivé, toutes les questions principales sont abordées sous les chefs

CONSEIL D'ADMINISTRATION DES HÔPITAUX ET HOSPICES DE LYON.

Séance du 22 août 1860.

« Vu la lettre par laquelle le directeur et plusieurs professeurs de l'École de médecine de Lyon demandent que l'Administration de ces établissements donne son avis *sur l'opportunité de la création d'une Faculté de médecine à Lyon ;*

« Attendu que déjà au mois de septembre dernier, l'Administration, pour assurer le service de tous ses établissements, s'est crue obligée d'adresser une demande tendant à obtenir qu'en raison de la diminution énorme et progressive du nombre des élèves en médecine de l'Ecole de Lyon, ceux de ces derniers

suivants : 1° Raisons et motifs qui doivent décider la création d'une Faculté de médecine à Lyon ; avantages physiques ; avantages scientifiques : 2° Considérations importantes qui nécessitent la conversion de l'Ecole préparatoire de Lyon en Faculté de médecine ; 3° Réponse à plusieurs objections ; — 4° Avenir de l'Ecole de Lyon si elle n'est pas convertie en Faculté ; de l'organisation du service des hôpitaux, etc., etc.

En 1848, M. Sénac, directeur de l'École, reprit et discuta à son tour ces diverses questions dans un rapport intitulé : «Considérations générales sur la réorganisation de l'enseignement médical, et sur la nécessité de convertir l'Ecole préparatoire de médecine et de pharmacie de Lyon, en Faculté de médecine. » (Lyon, 1848).

En 1860, cette question, agrandie, a été remise à l'ordre du jour par la presse médicale de Paris, Lyon, Montpellier, Strasbourg, etc. (Voir la série d'articles qu'a publiés M. Diday dans la *Gazette médicale de Lyon*, 1860).

qui auraient fait comme internes tout le temps de service exigé, pussent prendre à cette école toutes leurs inscriptions pour le doctorat;

« Attendu que cette réclamation était fondée sur ce que la ville de Lyon n'est pas encore le siége d'une Faculté de médecine, malgré son importance comme seconde capitale de l'empire, et plus encore peut-être malgré l'importance exceptionnelle de ses établissements hospitaliers;

« Attendu que le nombre des élèves de l'Ecole de Lyon a encore diminué cette année, et que le niveau de l'enseignement ne peut que s'abaisser progressivement par suite de la réduction du nombre des élèves qui suivent les cours ;

« Attendu surtout que les services hospitaliers de Lyon, les plus considérables et les plus renommés après ceux de Paris, sont menacés d'un abaissement prochain, si l'Administration ne peut recruter pour ces services un nombre suffisant d'internes à l'école de Lyon, les autres écoles et même la Faculté de Montpellier ne fournissant pour les concours que des candidats en très-petit nombre et qui n'ont pu, faute de services hospitaliers importants, acquérir que des connaissances plus théoriques que pratiques; que dès lors et au point de vue hospitalier, il est du devoir de l'Administration d'appeler sérieusement l'attention de l'autorité supérieure *sur la nécessité urgente de créer une Faculté de médecine à Lyon ;*

« Le Conseil émet le vœu, sur la proposition de

M. le président, que le gouvernement accueille la demande formée à l'effet d'obtenir cette création, exigée par l'intérêt de la population pauvre autant que par celui de la science. »

ACADÉMIE DES SCIENCES, BELLES-LETTRES ET ARTS DE LYON.

Séance du 14 août 1860.

« Un membre propose à l'Académie d'émettre un vœu en faveur de la création d'une Faculté de médecine à Lyon.

« Les motifs sur lesquels se fonde cette proposition, qui est appuyée, sont les suivants :

« Lyon est la seconde capitale de la France.

« Son école secondaire de médecine, malgré le titre modeste de cette institution, n'en rend pas moins chaque jour et depuis longtemps de signalés services à l'art de guérir.

« Son hôpital général, ses hospices spéciaux offrent des ressources incomparables pour l'étude des maladies internes et externes.

« Son école vétérinaire ajoute à ces ressources précieuses en permettant d'expérimenter les médicaments nouveaux et de se livrer aux études d'anatomie et de physiologie comparées.

« Le corps médical lyonnais est renommé depuis plusieurs siècles ; il compte des médecins et des chirurgiens célèbres qui tous ont préludé à leurs succès par les épreuves difficiles du concours.

« Lyon possède une Société de médecine florissante, une Faculté des sciences, une Faculté des lettres, une Faculté de théologie, plusieurs Sociétés savantes, des bibliothèques publiques réunissant plus de 200,000 volumes.

« C'est un centre intellectuel et scientifique auquel il ne manque qu'une Faculté de médecine, réclamée depuis longtemps, et dont la création sera un bienfait non-seulement pour les départements environnants, mais encore pour la Savoie, aujourd'hui française, qui aura ainsi sa Faculté de médecine à Lyon, comme elle a sa Faculté de droit à Grenoble.

« L'Académie, prenant ces motifs en considération, émet, à l'unanimité, un vœu en faveur de la création d'une Faculté de médecine à Lyon, comme complément nécessaire de l'enseignement supérieur dont la cité lyonnaise est déjà dotée. »

SOCIÉTÉ MÉDICALE DE CHAMBÉRY.

Présidence de M. Carret.

Séance du 22 juin 1860.

« Dans le cas où le corps médical lyonnais ferait une démarche officielle auprès du gouvernement pour obtenir l'établissemement d'une Faculté de médecine à Lyon, la Société médicale de Chambéry, heureuse de maintenir les rapports les plus fraternels avec les médecins de Lyon et dans l'intérêt des étudiants savoisiens qui veulent prendre le titre de docteur, accompagnerait de tous ses vœux une semblable demande. «

SOCIÉTÉ CENTRALE D'AGRICULTURE DU DÉPARTEMENT DE LA SAVOIE.

Séance du 4 août 1860.

« Après une discussion prolongée, l'assemblée a pris, à l'unanimité, la délibération suivante :

« Dans l'intérêt de la Savoie, la Société centrale d'agriculture du département de la Savoie appuierait de ses vœux l'érection d'une Faculté de médecine à Lyon. »

CORPS MÉDICAL D'AIX-LES-BAINS (SAVOIE).

Séance du 19 *juin* 1860.

« Les eaux minérales de la Savoie, celles d'Aix en particulier, sont chaque année le rendez-vous d'un immense concours de malades. Les médecins de cette ville et des contrées voisines ont depuis longtemps apprécié l'utilité de provoquer, à portée d'une telle réunion, le développement aussi complet que possible de toutes les ressources, de toutes les découvertes de la science.

« Appelée à prendre l'initiative de l'expression de

ces sentiments, la Commission médicale des eaux d'Aix vient avec confiance présenter au gouvernement un vœu qu'elle croit conforme à l'équité et lié intimement à la prospérité des thermes de l'est de la France.

« Elle le formule en demandant que Lyon, séparé d'Aix par un trajet de quelques heures à peine, Lyon, dont elle a si souvent été à même d'apprécier le personnel médical si renommé et les ressources matérielles si bien préparées pour une institution de cet ordre, devienne promptement le siége d'une quatrième Faculté de médecine. »

CONSEIL ACADÉMIQUE DE LYON.

Séance du 26 *juin* 1860.

« M. Bouillier, doyen de la Faculté des lettres, rapporteur sur la question de l'établissement d'une Faculté de médecine à Lyon, donne lecture de son rapport, qui se termine ainsi :

« Enfin, de tous les vœux de la cité lyonnaise qui n'ont pas encore été satisfaits, il n'en est pas un seul peut-être qui soit plus ancien, qui ait été reproduit avec plus d'insistance dans les Conseils de la ville et du département, pas un seul qui soit plus légitime (34), qui lui tienne plus à cœur et pour le-

(34) « Voici ce que disait, en 1847, un illustre orateur de la Chambre des pairs (M. Cousin, séance du 15 juin 1847), dans la discussion sur l'organisation des Ecoles de médecine : « Un étranger qui viendrait

quel elle soit prête à de plus grands sacrifices, pas un seul aussi dans lequel, il faut le dire, elle ait été plus souvent déçue, plus souvent abusée par de vaines promesses. Mais aujourd'hui, sous un gouvernement exempt des craintes qui ont seules fait hésiter ceux qui l'ont précédé, sous un gouvernement qui a mieux compris la grandeur exceptionnelle de la ville de Lyon, le temps semble enfin venu où tant d'espérances vont être réalisées, tant d'intérêts et de besoins satisfaits (35).

« Ainsi, messieurs, au nom de l'humanité, au nom de ces milliers de malades qui auraient tant à souffrir de la désorganisation du service des hôpi-

parmi nous et auquel on dirait que la ville de Lyon n'a pas de Faculté de médecine, croirait qu'on abuse de sa candeur.... . »

« Et ne serait-ce pas, dit encore M. Cousin, dans le discours déjà cité, un fleuron ajouté à la couronne de la médecine française, que de voir s'élever autour du grand hôpital de Lyon, une Ecole qui se pourrait appeler l'*Ecole de Lyon*, comme on a dit jadis l'Ecole de Leyde, et comme on dit encore aujourd'hui avec raison l'Ecole de Paris? » (Bouillier, rapport).

(35) En 1846, M. Lorain, recteur de l'Académie de Lyon, faisant allusion à la transformation de notre Ecole en Faculté de médecine s'exprimait ainsi dans une solennité universitaire : « L'importance de la cité qui appelle de tous ses vœux cette transformation légitime, la sécurité des familles qui réclament pour leurs enfants cette garantie, l'influence puissante des autorités qui voudront ajouter cet honneur à tous les titres bien appréciés d'une administration prévoyante, tout promet sans doute à l'Ecole de Lyon, dans un avenir prochain, une consécration qui fondera pour toujours sa prospérité. Grâce en effet à l'heureuse inspiration qui lui a marqué et assuré la place qu'elle occupe aujourd'hui, nul établissement en France n'offre peut-être aux études médicales un plus riche secours. » (**16 novembre 1846**).

taux civils et militaires de Lyon ; au nom de la science qui a tant à gagner au milieu de si grandes richesses médicales, au sein des plus fortes et des plus saines traditions ; au nom de la Savoie, qui désire que Lyon remplace pour elle Turin ; au nom enfin de la ville de Lyon dont c'est le vœu le plus cher, la Commission dont j'ai l'honneur d'être le rapporteur, prie le Conseil d'émettre un vœu en faveur de l'établissement d'une Faculté de médecine à Lyon. »

« Le Conseil, après avoir entendu cette lecture et en avoir délibéré, adopte complètement les considérations puissantes et d'un ordre élevé qui sont développées dans ce rapport.

« Le Conseil, en conséquence, estime qu'il y a lieu de présenter d'une manière spéciale à M. le ministre de l'Instruction publique le vœu si bien fondé de l'*établissement d'une Faculté de médecine à Lyon.* »

LYON. IMPRIMERIE D'AIMÉ VINGTRINIER

www.ingramcontent.com/pod-product-compliance
Ingram Content Group UK Ltd.
Pitfield, Milton Keynes, MK11 3LW, UK
UKHW020016080726
13614UKWH00003B/1397